がん治療を強力にサポートする
天然成分　最新レポート

研究に基づいた

がん治療の選択

九州大学名誉教授　白畑實隆
九州大学大学院助教　照屋輝一郎

はじめに

九州大学大学院助教　照屋輝一郎

私が育った沖縄県は、かつて日本の都道府県のなかでがん患者数が非常に少ない県でした。

高度経済成長期以降、急速にがん患者人口が増えていったわが国は、２００７年に「がん対策基本法」が施行されて以降、健診の徹底など国をあげてがん患者を減らす試みが本格的に行われてきました。そうした本格的ながん対策が浸透する以前の２００８年の厚生労働省のデータを見てみますと、沖縄県における1万人あたりのがん患者数は８２・２６人。全国の都道府県のなかでも群を抜いて少なく、ワーストの秋田県１７６・８６人の半分以下でした。

このデータから、沖縄の人々には、がんにかかりにくい何らかの理由があるのではないか、と推測することもできます。海ブドウ、モズク等、豊富なミネラルを含む海産物を摂取する食生活なのでしょうか？　あるいは、物事に神経質にならない、のんびりした「うちなんちゅ気質」なのでしょうか？

1990年に琉球大学農学部農芸化学科を卒業した私は、九州大学大学院農学研究科に進み、遺伝子資源工学を専攻。そこで、白畑實隆助教授（当時）と出逢いました。白畑教授と私が日々行っている研究は、現在の通常医療による治療では治らないがんの治療に向けた挑戦です。抗がん剤をはじめとした化学療法で、副作用に苦しむがん患者さん、治療の手立てがないといって医師に見放されてしまったいわゆる「がん難民」の患者さんたちに、自然食品によるアプローチから、がん治療に新しい光明を与える研究です。

どうすれば、正常細胞を殺さずにがん細胞だけを死滅させることができるか。――それが、がん治療にとっての永遠のテーマです。その治療が実現した時、《パーフェクトながん治療》が完成したといえるでしょう。病院で施される化学療法も相当な進化を遂げ、以前と比べると、精度の高い治療が実現されるようになりました。しかし、それらはすべて、がん細胞を「外から叩く」治療法であるため、がん細胞と同時に正常細胞をも弱らせてしまいます。その結果、副作用に苦しみ、がん細胞を叩ききれなくなれば「お手上げ」になってしまいます。この「がん細胞を外から叩く治療」の延長上には《パーフェクトながん治療》は成り立たない、と私たち研究者は考えます。

私たちの研究の一つである「低分子化フコイダン」の研究は、《パーフェクトながん治療》の実現に向けた挑戦であるともいえます。低分子化フコイダンは、私の故郷・沖縄に住む人々とって、とても身近な食べ物である「モズク」から抽出される成分です。モズクから有機酸を用いて抽出したフコイダンを、その後脱塩、特殊な酵素で分解し、20万〜80万だった分子量を500以下まで低分子化したものが低分子化フコイダンです。世の中にはさまざまなフコイダンが存在しますが、高分子のものと低分子のものと大きく2つに分かれ、人間の体内に吸収されやすいのは「低分子化されたフコイダン」になります。

低分子化フコイダンは、体内に吸収されると、がんに対する治療効果をはじめ、ピロリ菌、潰瘍、アレルギー、炎症など幅広い症状を抑える機能をもつことが明らかになってきました。さらには、古くから漢方薬にも用いられてきた「ナタマメ」に含まれる「コンカナバリンA」という成分と組み合わせることにより、お互いの成分が相乗的に作用し、がん治療に対してより効果的に機能することもわかってきました。

そのすべてをご紹介することはできませんが、白畑教授と私が二人三脚で行ってきた研究の成果と、それに至った背景について、本書にてご紹介したいと思います。

ステージ3、ステージ4といった進行がん、末期がんと闘っている人たち。抗がん剤の副作用に苦しみ悩んでいる人たち。医師から「もう治療の手立てはありません」と宣告され、それでもなお「あきらめずに」奇跡を信じて奮闘している人たち――そんな、がんと闘っている患者さんならびにご家族の方へ、少しでもヒントや勇気を与えることができれば幸いです。

平成28年5月

目次

第2部　がん治療に関する最新の研究報告
―ここまで解明された食品の抗腫瘍効果

□パーフェクトながん治療に向けて……98
・コンカナバリンAと低分子化フコイダンの相乗効果による
がん治療の新たな可能性
・研究は続く　―　LMF（低分子化フコイダン）研究会の活動

第3部　がん治療に関する症例報告

□統合医療センタークリニックぎのわん院長　天願勇先生からの報告
〔沖縄県／宜野湾市〕……104
□川口メディカルクリニック院長　川口光彦先生からの報告〔岡山県／岡山市〕……114
□吉田医院院長　吉田年宏先生からの報告〔大阪府／大阪市〕……124
□NPO法人 統合医療と健康を考える会 特別顧問　元（財）癌研究会癌研究所所属
医学博士　堂福隆一先生からの報告〔鹿児島県／鹿児島市〕……132
□医療法人康陽会 花牟禮病院院長　花牟禮康生先生からの報告
〔鹿児島県／いちき串木野市〕……150
□喜多村クリニック院長　喜多村邦弘先生からの報告〔福岡県／大野城市〕……161
□特定医療法人誠仁会 協和病院名誉院長　河村宗典先生からの報告
〔兵庫県／神戸市〕……180

第1部

がんという病気を、正しく知る

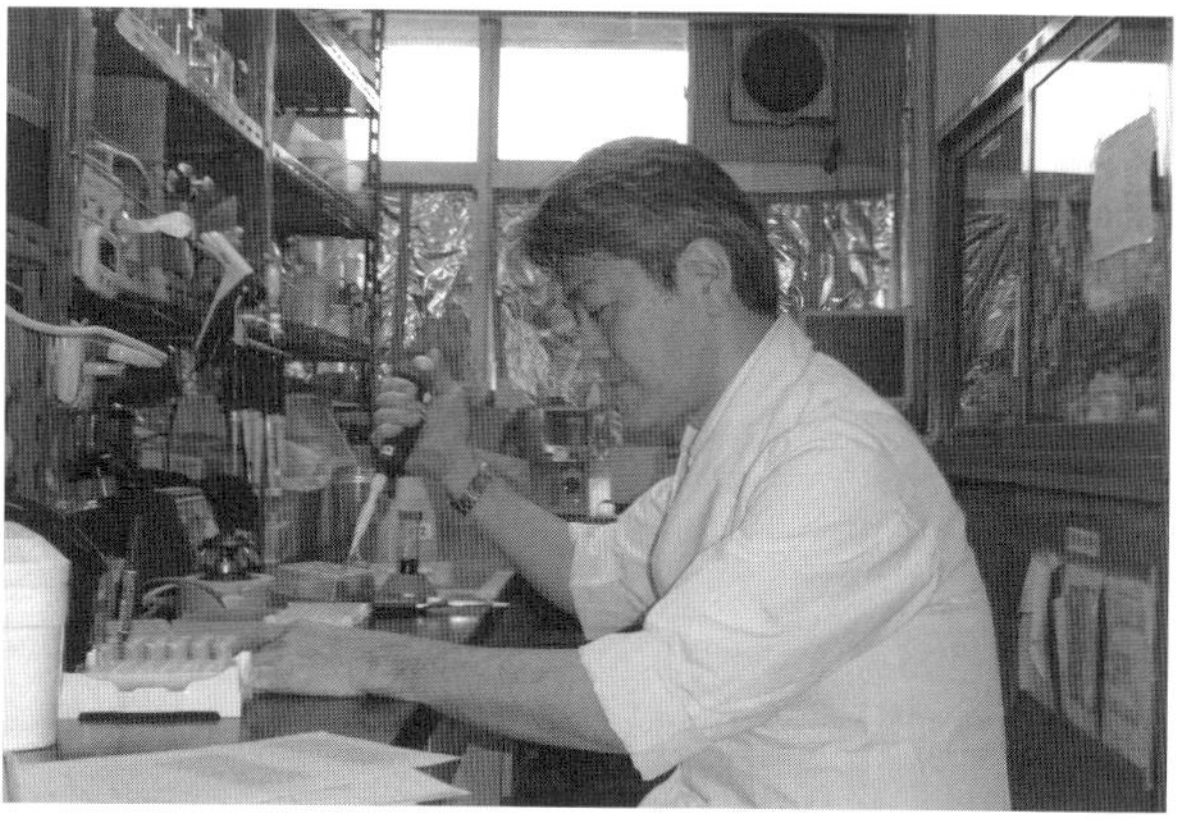

がんとは何か

現在、日本人の2人に1人はがんを発症し、3人に1人はがんで亡くなっているといわれます。それだけ一般的な病気ですから、誰もががんを宣告される可能性はあります。ではいったい、がんとはどのような病気なのでしょうか。そして、日本はなぜこんなにも多くの人々ががんを患うのでしょうか。

生活習慣が生み出す、過剰な活性酸素

人間の体は、約60兆個の細胞からできています。皮膚は皮膚、肝臓は肝臓、目は目といった具合に、それぞれの組織の細胞は一定の周期で新陳代謝し、新しく生まれ変わっています。その生まれ変わりの時、通常はまったく同じ遺伝子がコピーされますが、細

胞が老化すると、遺伝子のミスコピーが起こりやすくなります。

ミスコピーされた細胞は遺伝子に傷があり、正常なものではなくなってしまうのです。この遺伝子に傷のある細胞が、「がん細胞」へと変化していきます。自分の体の中にある細胞なのに、自分の体を攻撃する悪い細胞に変身してしまうのです。

ここでカギを握るのが、「活性酸素」という物質です。言葉自体は聞いたことがある方もいらっしゃるかと思いますが、活性酸素は、少量であれば健康に有用なものです。白血球の中の免疫細胞であるマクロファージは、活性酸素をたくさん出すことによって、細菌や病原菌を殺しているからです。しかし、それが過剰になると、正常細胞の細胞膜や核膜なども傷つけてしまい、DNAにも傷をつけて細胞ががん化してしまう原因になってしまいます。過剰な活性酸素は、体を鉄釘のように錆びつかせ、老化させてしまうものとして、近年では非常に注視されています。

その活性酸素を過剰に増やしてしまう原因は、カロリーのとり過ぎ、睡眠不足、運動不足、飲酒や喫煙といった生活習慣です。なかでも、とりわけ大きなウェイトを占める

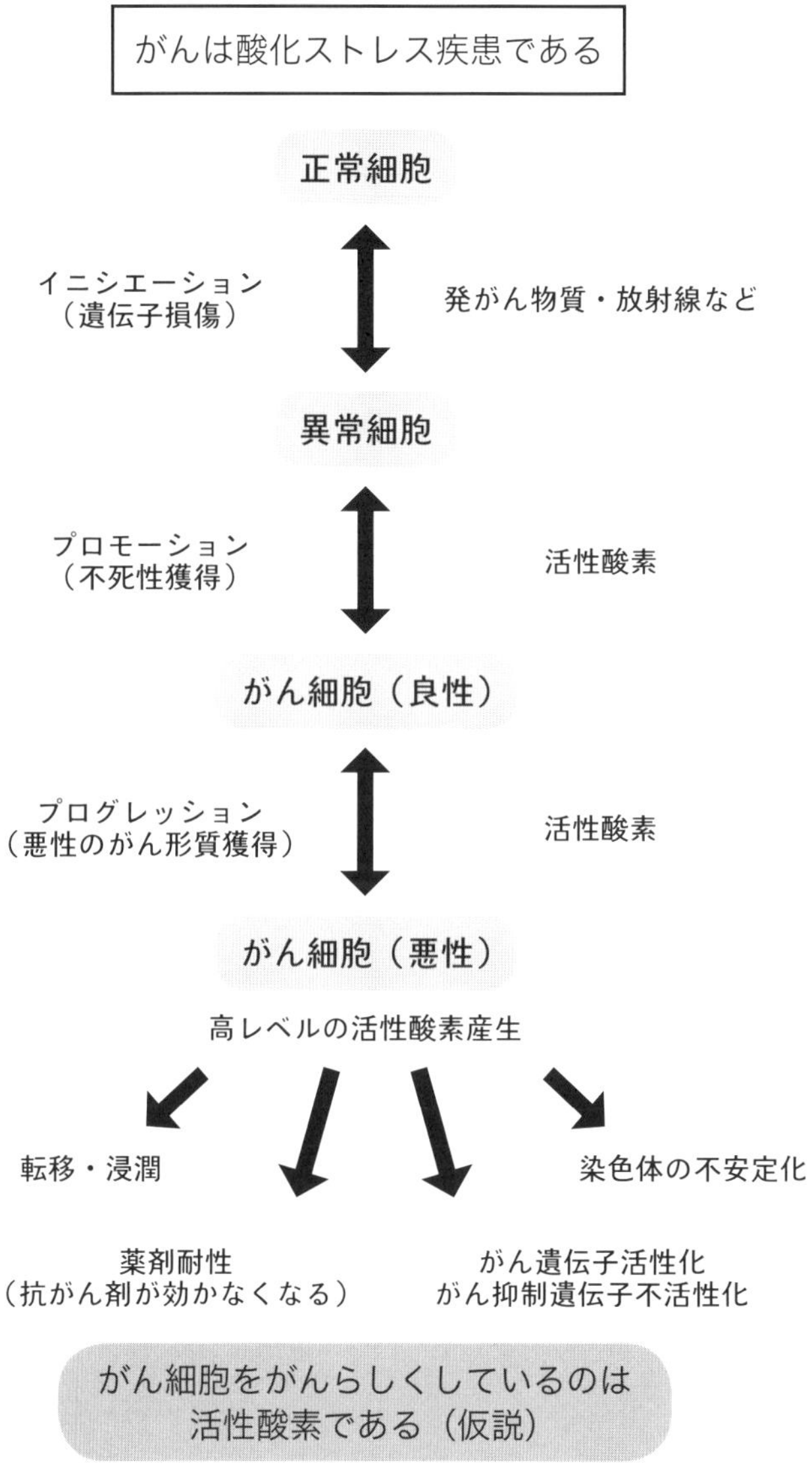
がんは酸化ストレス疾患である
正常細胞
イニシエーション
（遺伝子損傷）
発がん物質・放射線など
異常細胞
プロモーション
（不死性獲得）
活性酸素
がん細胞（良性）
プログレッション
（悪性のがん形質獲得）
活性酸素
がん細胞（悪性）
高レベルの活性酸素産生
転移・浸潤
染色体の不安定化
薬剤耐性
（抗がん剤が効かなくなる）
がん遺伝子活性化
がん抑制遺伝子不活性化
がん細胞をがんらしくしているのは
活性酸素である（仮説）

のが、「食事」です。食べた物は、私たちが日々活動するためのエネルギーを生み出すと同時に、血や骨や肉にもなって、体をつくります。ですから、食事の内容によって、生まれ変わる細胞も変わっていきます。すなわち、私たちの体は、食べ物によって良くも悪くも変化していくわけですが、この半世紀、日本人の食習慣に大きな変化が起きてきました。

日本人が長い年月をかけて洗練させてきた「和食」は、健康という点からいえば、世界に誇る理想的な食事です。野菜からビタミンや食物繊維、抗酸化物質を豊富に摂取でき、脂肪は少なめ。しかし、第二次世界大戦後、日本の高度成長と歩調を合わせるように、食の西洋化が進みました。肉の摂取量が増え、油脂やクリームなど脂肪分の多い食事をとるようになり、肥満が増えるなどの問題がみられるようになりました。脂肪の過剰な摂取は、乳がんや前立腺がんなどのリスクを高めるとされ、細胞のがん化を進めてしまうと考えられています。

細胞のがん化を促すもう一つの要因が、環境の変化です。食料増産と農業の効率化を目指して、戦後、化学合成された農薬や肥料が用いられるようになりました。化学肥料を用いて促成栽培された野菜は、昔の野菜に比べると栄養素が少ないといわれ、昔と同じ量を食べても、同量の栄養はとれないと考えられています。また、食品には見栄えがいいように着色料が使われたり、衛生的に流通させる都合上、防腐剤などの添加物を入れたものが増えてきました。化学物質の中には「発がん性がある」として使用中止になったものもありますが、安全だと認められている化学物質でも、体内に蓄積されると「糖鎖」と呼ばれる細胞同士を結びつけるネットワークが乱れる可能性があります。糖鎖の乱れは、細胞をがん細胞へと変化させる原因の一つともいわれています。

老化がもたらす、免疫力の低下

そして、もう一つ。がんの原因を探るにあたり、着目しなければならない体のメカニズムがあります。それが、「免疫力」です。

「私たちの体は、1日に約5千個ものがん細胞が生まれている」と聞いたら、びっくりするのではないでしょうか。実は、健康な人でも、毎日体内でがん細胞は生まれています。とはいえ、すべてのがん細胞が、がんを発症させるわけではありません。また、すべての人ががんになるわけでもありません。なぜなら、免疫力が、がん細胞から人間を守ってくれているからです。

免疫とは、体に悪影響を与えるウイルスなどの異物を撃退するための自己防衛システムのことです。免疫力が弱く十分に働かないと、異物が体の中で増殖するのを許してしまい、たとえば風邪などが悪化します。逆に免疫が過剰反応してしまうと、アトピー性皮膚炎や食物アレルギーのように、自分自身を痛めつける原因になってしまいます。

本来ならば免疫が正常に働くと、がん細胞はその場で消滅し、がんにならずに済むのです。しかし免疫が低下していると、がん細胞を異物として認識することができないため、がん細胞を排除できず、がん細胞の増殖を許してしまい、がんにかかる可能性が高まります。

また、がんが見つかったとしても、その直前に短期間でできたわけではありません。検査で1cmの悪性腫瘍が見つかったとしたら、がん細胞が誕生してから10億個もの細胞に増殖し、およそ10年間かけて大きくなったのです。つまり、その人の体においては、長い期間にわたって、免疫力が低い状態が続いてしまったのではないかと考えられるのです。

免疫力を低下させる要因の一つは、老化です。しかし、ご年配の方でも免疫力が高い方はいらっしゃいます。精神的なストレスや生活習慣の乱れ、アルコールやタバコなどが原因の活性酸素は、細胞に傷をつける原因になるだけでなく、免疫力も低下させます。

そういう意味からも、がんは生活習慣と大いに関わるものなのです。

献身的な正常細胞に対して、わがままで勝手極まりないがん細胞

正常な細胞は、体の機能全体をうまく働かせるために、それぞれの役割を果たしてく

れます。心臓は24時間鼓動し、胃は消化をし、腸は栄養を吸収するなど、それぞれが正しく自分のパートを担当し、調和して働いている、いわばオーケストラのようなイメージです。そして、正常な細胞は悪くなったら、自分を潔く切り捨て、全身に被害が及ばないように身を引いて「滅私奉公」します。正常な細胞は、言ってみれば、他者への思いやりと自己犠牲の精神をもった「献身的で、健気な」細胞です。それに対して、がん細胞は、次の六つの点において「自分勝手な」細胞なのです。

第1に、必要がないのに無限に増殖し続けること。通常の細胞は、たとえば切り傷ができればその傷を治すためだけの増殖をし、傷をふさいでくれます。しかしがん細胞は、増えることだけを目的にどんどん増えていきます。

第2に、分裂停止信号が送られても、無視して暴走します。

第3に、傷がついたり、異常になった細胞は、秋に枯れ葉が落ちるように「アポトーシス（細胞の自然死）する」のが普通ですが、がん細胞は自滅せずに生き残ります。

がん細胞を排除する重要な機構：アポトーシス

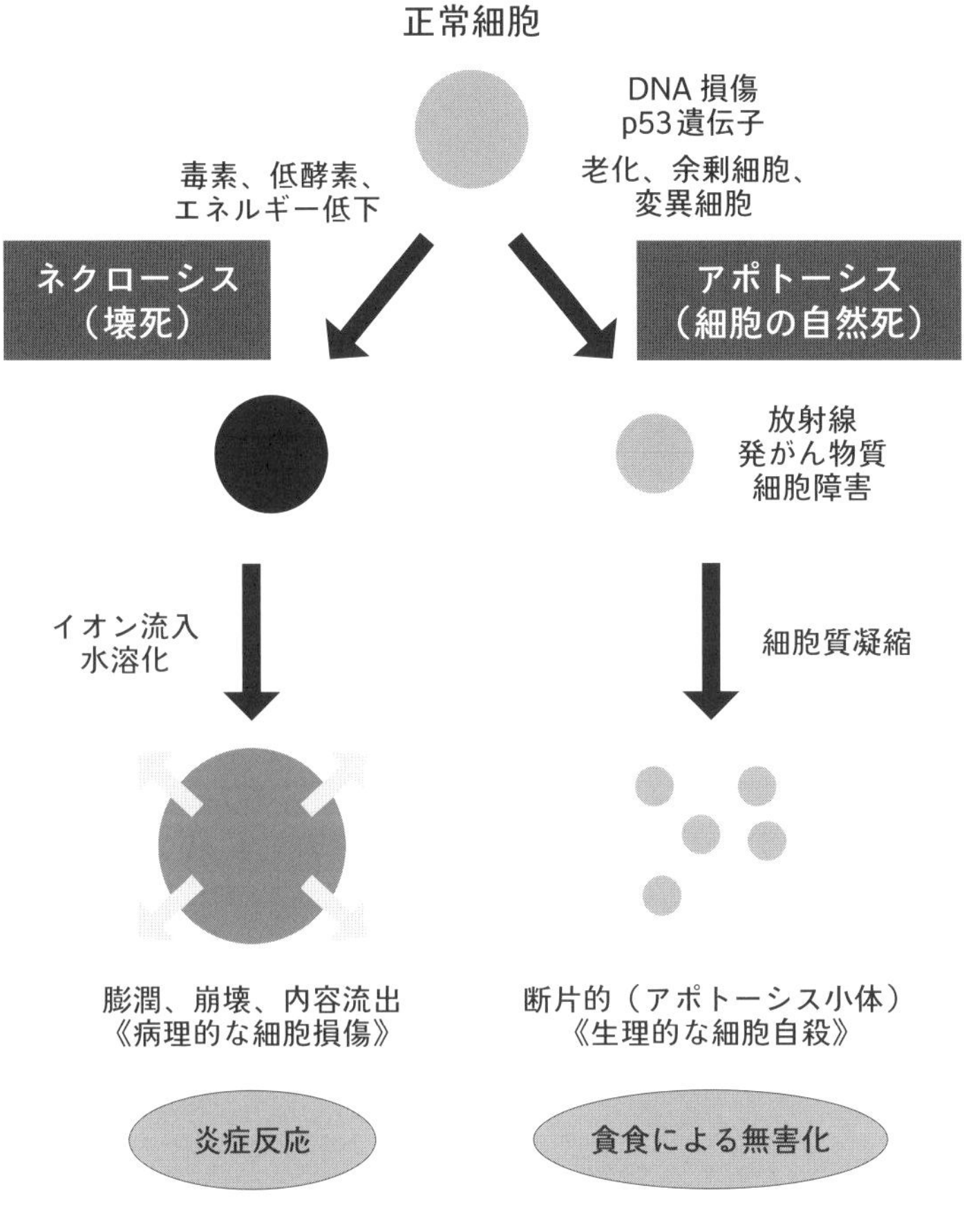

調和を忘れたわがままながん細胞は
本来宇宙に存在を許されない細胞である

第4に、正常な細胞には、一つ一つ寿命があり、古くなったら老化して自然死を迎えます。しかし、がん細胞には寿命がなく、いつまでも生き延びます。

第5に、血管を伸ばし、栄養を独り占めにしてしまうこと。血管新生作用があるため、自分が増殖するための栄養を、血管を伸ばして欲しいだけとってしまいます。それゆえに、必要な部分に栄養が届かなくなり、がん患者さんはやせてしまったり、力が出なくなったりするわけです。

第6に、勝手に転移し、ちがう所に移動してまで増殖してしまいます。

統合医療アプローチによる、がん治療の新たな可能性

周囲のために貢献せず、わがままに自分が食べたいだけ食べ、肥え太り、好きな所に移動し、どこでもしぶとく生き続けるがん細胞。社会や家庭にそんな人がいたらたいへん困ってしまうでしょう。がん細胞は、進行してしまうと何らかの治療法で退治しない

近代がん治療の問題点

がんの三大療法の問題点

-1-
外科的療法
↓
体力の低下、免疫力の低下
↓
再発、新たながんの発生

-2-
放射線療法
↓
体力の低下、免疫力の低下
↓
耐性がんの発生

-3-
化学療法
↓
効かない、重度の副作用、免疫力の低下
↓
耐性がんの発生

がんがもつ非道な六つの力

1. 勝手に分裂
2. 分裂停止信号を無視
3. アポトーシスを回避
4. 不死身に変化
5. 血管新生を促進
6. 転移・浸潤能を獲得

限り悪事を働き続ける、たいへんな厄介者というわけです。

発生原因は、人体の老化や生活習慣、環境変化といった一般的なことでありながら、進行すれば命に関わる「がん」。そのメカニズムは、いまだ完全に解明されておらず、治療法も確立されない状態のまま年月が過ぎ、長い間、がんは「不治の病」とされてきました。その大きな理由として、いわゆる三大治療と呼ばれるこれまでの治療法の「手術」「放射線療法」「抗がん剤による化学療法」は、結果として患者さんの体力や免疫力を低下させ、再発や、新たながん、耐性がんを発生させてしまう要因を生み出してしまう可能性が高いことにありました。

しかし、近年になって、統合医療という観点に立ったさまざまな研究や症例によって、患者さんの体力や免疫力を失わせず、副作用も軽減することにより、再発を防ぎ、がんを克服できることがわかってまいりました。

がん治療のために大切なこと

健康とは、病気とは

人間の体は、約60兆個の「細胞」からなり、肝臓、心臓、皮膚、脳といった200以上の「組織」を形成しています。その組織が集まり、消化器、循環器といった「器官」を形成しています。60兆個それぞれの細胞が、お互いに情報を交換しながら、高度な機能を発揮していくためのしくみが、私たちの一人ひとりの体の中に備わっています。会社にたとえれば、60兆人の社員一人ひとりが、刻一刻と変化する状況のなかで、お互いが情報交換と連携を密に行いながら各々の使命と任務を的確に把握したうえで役割を実行している会社ということになります。すなわち、奇跡的と言っていいほど極めて高度な集合体なのです。

その細胞も、組織も、毎日摂取する食べ物や水によって、絶えずつくり変えられています。すなわち、人間の体とは、水が入ってては出ていく一種の「川」のような存在といえます。絶え間ない新陳代謝のなかで、体温、pH、血糖値などの体の状態を常に一定に保つことにより、私たちの体は、安定した機能を発揮できるのです。こうした恒常性が維持されている状態を、健康と言います。

病気とは、体がこの恒常性を維持できなくなった状態を言います。そして、ひとたび恒常性を維持できなくなった体は、恒常性を維持した状態に戻すために最大限の努力をし始めます。この健康を回復しようとする力を、自然治癒力と呼び、本来誰の体にも備わっているものです。

たとえば、転んで擦り傷を負い、傷口から出血したとします。しかし、出血がいつまでも続くわけではなく、血小板の働きによりやがて止まり、かさぶたができます。そのかさぶたの状態もいつまでも続くわけではなく、いずれ元の皮膚の状態に戻ります。この、「いずれ元の状態に戻ろうとする」力が、自然治癒力です。

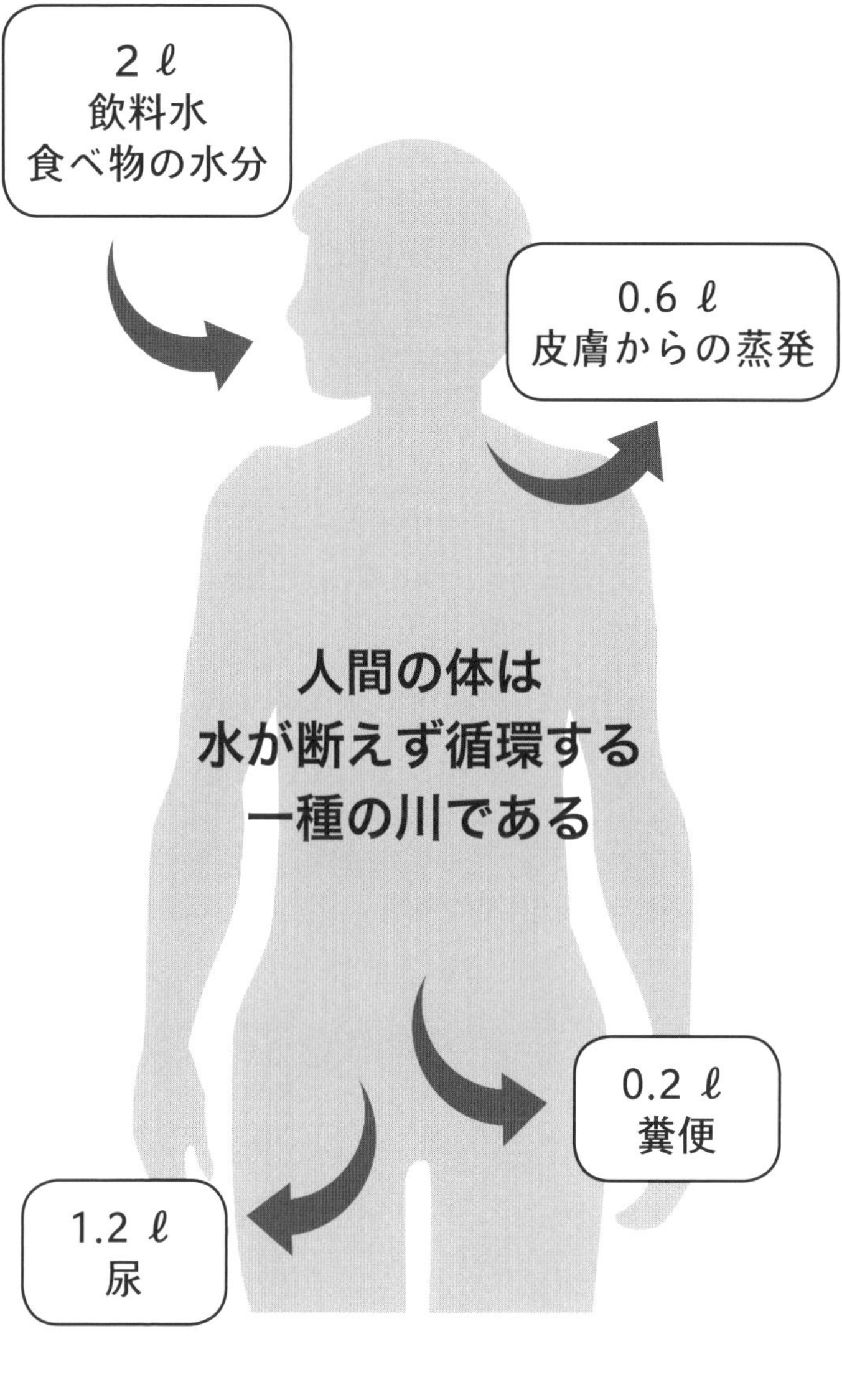
2 ℓ
飲料水
食べ物の水分
0.6 ℓ
皮膚からの蒸発
人間の体は
水が断えず循環する
一種の川である
0.2 ℓ
糞便
1.2 ℓ
尿

かさぶたから元の皮膚の状態に戻れるのは、一所懸命、新しい細胞の生成が行われるからです。そして、ひとたび元の状態に戻ると、新しい細胞の生成にストップがかかります。このように私たちの体において、日々当たり前のように起きていることは、それぞれの細胞や組織が、お互いに情報交換と連携を密に行いながら、各々の使命と任務を的確に把握したうえで役割を実行しているからなのです。もし、その情報交換や連携がうまくいかなくなれば、生成されるべき新しい細胞が生成されずいつまでも傷が治らなかったり、ストップされるべき細胞の生成がストップされず、その結果いぼなどの腫瘍の発生に繋がっていく事態にもなったりします。

細胞、組織の情報交換や連携がうまくいっているか否かが、人の体の健康を大きく左右することになります。逆にいえば、病気とは、細胞、組織の情報交換や連携が乱れてしまった状態なわけですから、それを治すためには、情報交換や連携をうまくいく状態に戻してやることが必要なのです。

がんの性質、性格

がんもまた、例外ではありません。例外ではないどころか、がんという病気は細胞、組織の情報交換や連携が乱れ、使命や任務をはきちがえて暴徒化した細胞たちによってもたらされる病気です。会社でたとえれば、規律を無視し、使命も任務もまるでわきまえず、わがままだけを押し通そうとする問題社員が、暴徒化し、仲間を増やし、会社全体をめちゃくちゃな状態にし、やがて倒産へと追い込んでいってしまう——それが、がんという病気です。

ですから、がんは「原因となっている問題社員を見つけては片っ端から叩いていく」というやり方では、なかなか根治することは難しいのです。仮に、見つかった問題社員を叩くことができたとしても、問題社員は見えないどこかに潜んでいるかもしれません。また、そもそも「なぜそのような問題社員が生まれてしまったのか」を理解し、その対策を講じなければ、目の前の問題社員を叩くことができたとしても、いずれまた同じことが繰り返されてしまいます。本書の後半で紹介する患者さんの症例報告にもありますように、「一度がんが消えたのに、油断して、元のよくない食生活等の生活習慣に戻してしまったために再発してしまった」という例は、少なくありません。

現代の西洋医療に基づいた手術、放射線、抗がん剤によるがん治療は、まさに「見つかった問題社員を叩いていく」というアプローチです。したがって、再発や、新しいがん、耐性がんの不安を伴います。加えて、「問題社員」を叩く際に、「善良な社員」までも叩いてしまうため、結果として体全体にダメージを与えてしまうことになってしまいます。

後ほど詳しく説明しますが、私が10年以上研究を続けている低分子化フコイダンには、がん細胞のアポトーシス（細胞の自然死）を促進する効果や、がん細胞が増強していく原因となる血管新生作用を抑制する効果が、データで実証されています。また、抗がん剤の副作用を軽減する効果もあるため、抗がん剤と低分子化フコイダンを併用することで、抗がん剤が効果的にがん細胞を叩くことが期待できることも、症例報告からわかっています。言ってみれば、暴徒化したがん細胞という問題社員に対して、アポトーシスを促し、増殖することを止めさせ、善良な社員を叩くことなく排除していくことができる――それが、低分子化フコイダンに秘められた大きな期待と可能性なのです。

絶え間ない「置き換え」によって維持されている人間の体

「彼を知り己を知れば、百戦して危うからず」という言葉があります。がんという病気を治すにあたり、まず、「がんになったということは、自分の体にいったい何が起こっていることなのか」を理解する必要があります。

「動的平衡」という言葉をご存知でしょうか。近年ベストセラーにもなった青山学院大学の福岡伸一教授の著書『動的平衡――生命はなぜそこに宿るのか』（木楽舎）によって、多くの人が知る言葉になりました。福岡教授は同書で「生命とは絶え間ない流れの中にある動的なものである」と述べられていますが、私たちの体は、「高い機能」を維持するために、体の成分を絶えず壊してはつくり変えることで、常に「つくりたての状態」を実現しようとする営みを行っています。人間をはじめとするこの宇宙におけるあらゆる生体は、つくりたてが最も頑丈で最も高い機能をもっており、時間とともに、機能は低下し壊れやすくなります。したがって私たちの体は、高い機能を維持するために、老いた細胞は死に、若い細胞に置き換えられていくことを必然としていて、少し大げさにいえば、宇宙の摂理として行っています。この「絶え間ない置き換え作業」によって、体全体の調和と機能が維持されており、それは「動的平衡状態」と言えるのではないでしょうか。

置き換えの原理は単純です。昨日とり入れた水や食べ物、そして考え方や心の状態など（これを「初期条件」と呼びます）が、今日の自分をつくります。今日とり入れた水や食べ物、そして心の状態などが、明日の自分をつくります。これを繰り返すこと（＝生活習慣）で、体の状態がプラス（＝健康）に傾いていくのか、マイナス（＝病気）に傾いていくのかが決まります。プラスの積み重ねはプラス、マイナスの積み重ねはマイナス。ですから、初期条件がプラスかマイナスかで、その人が年齢を重ねた時の体の状態には天地の差があるのです。

がんは「ある日突然」発見されます。しかし、がんを生み出した体そのものは、ある日突然そういう体になったわけではありません。初期条件がマイナスで始まり、そこから繰り返される日々の生活習慣のなかで、マイナスが助長されていった結果が、がんという一つのサインとして出現したのです。ここで着目しておくべきことは、初期条件には、水や食べ物といった物質的な要素（フィジカル・ファクター）だけではなく、考え方や心の状態といった精神的な要素（メンタル・ファクター）も含まれていることです。

がんになった自分をみつめ直すこと

講演等でよく話すことですが、私はがんを単なる「絶対悪」とみるのではなく、「人間の寿命を制限する必要悪」と考えてみるべきだと思っています。長い間マイナスが積み重ねられ、途中でそれをプラスに改善することもないまま、生体としての「動的平衡状態」を続けてきた体が、「もう終わりにしましょう」というサインとして、がんという病気を発症させるのではないかと、私は思います。これは、がんに限らない話でして、あらゆる病気は、体から発せられる何らかのサインであると考えることができます。がん細胞は、「調和を忘れた、わがまま極まりない細胞」なわけですが、そのような細胞が出現してしまったのは、その人自身が、調和をないがしろにした、わがままな生活習慣や考え方を続けてきたことのサインと考えられるのではないでしょうか。

仕事ばかりで自分の体のことを顧みない生き方。私利私欲を追い求め、愛や思いやりを欠いた心のあり方。そのサインとしてのがんなのではないか、と考えることもできま

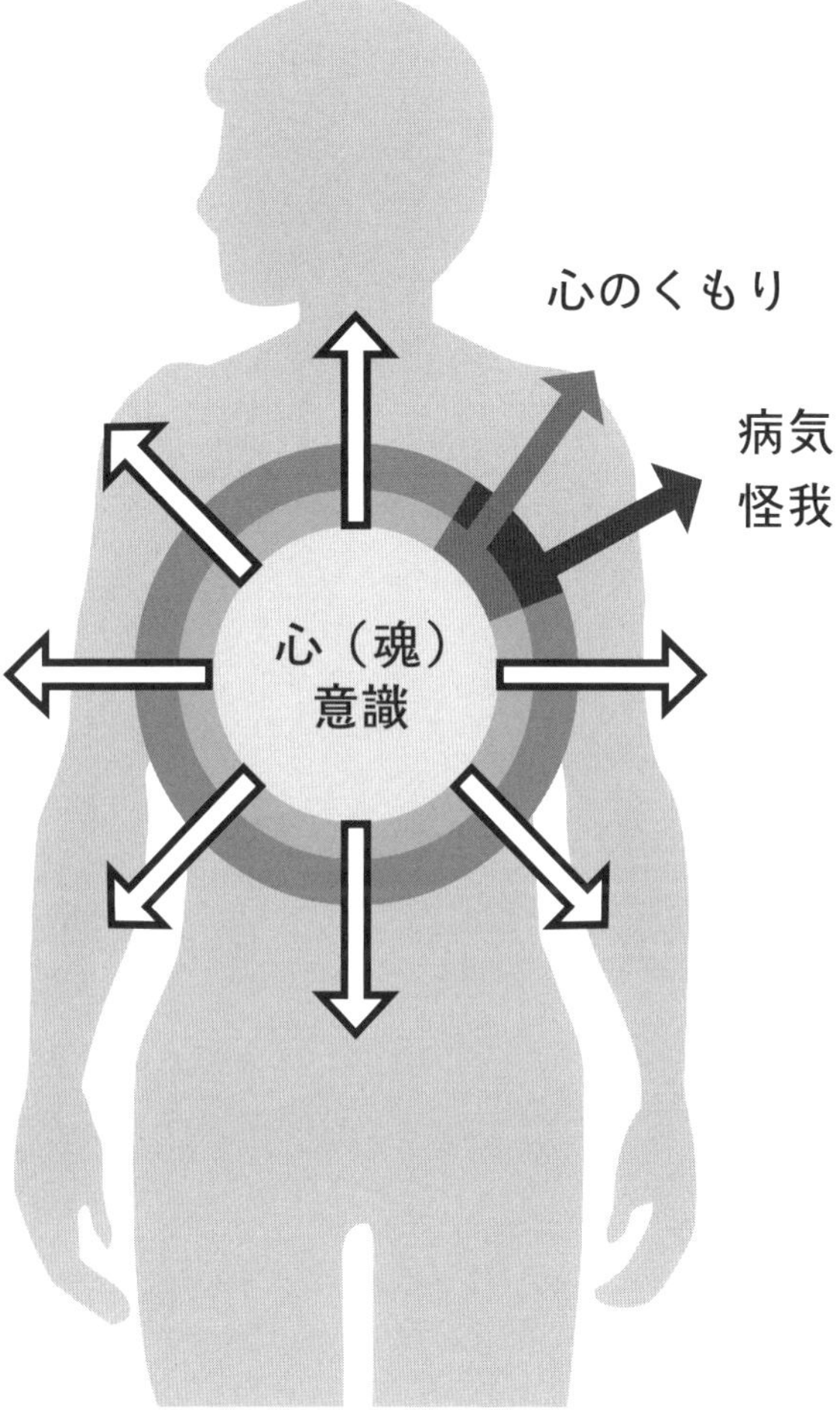
心のくもり
病気
怪我
心（魂）
意識

す。実際、私が見てきた限りにおいては、がんになる方というのは、食生活をはじめとする生活習慣の問題を抱えた方だけでなく、我が強く頑固であったり、考え方や行動が極端であったり、感情に流されやすかったりといった、心の問題を抱えた方に多い傾向があります。

病院や薬選びよりも大切なこと

がんが、その人が積み重ねてきた生き方や考え方の「示唆」として出現したサインであるならば、がん治療において大事なことは、「自分は、なぜがんになったのか」を考えることです。

がん宣告された患者さんの多くは、「たいへんだ。病院はどこにすればよいだろう。どんな薬が効くのだろう……」という治療法にばかり気をとられます。そのような方は、初期の場合はまだしも、たいてい、がんを克服することができません。本書後半に掲載した、がんを克服された方の症例報告にもあるように、末期がんを克服された方の多くは、ご自身の性格、生活習慣、考え方を根本から考え直し、先ほど書いた「初期条件」を完全にリセットできた方たちです。〈ＮＰＯ法人統合医療と健康を考える会〉の特別顧問である堂福隆一先生のコメントにもあるように、末期がんを克服されたある患者さんがおっしゃった印象的な言葉があります。「がんは自分自身が生み出したものだ。言ってみれば子どものようなものだ。だから、一緒に生きなくてはいけない……」と。この方は、がんになったことをきっかけに、それまでの自身の生き方、考え方を顧み、がんを生み出した体の初期条件を完全にリセットされたのでしょう。だからこそ、がんを克服することができたのだと思います。

人間の体は、固定的な状態にあるのではなく、常に流動的な、変化しやすい「動的平衡状態」にあると言えます。だからこそ、日常摂取する食べ物や水、そして考え方、心のあり方をガラリと変えることができれば、体の状態が大きく変わり、自己治癒力や自己免疫力が高まり、結果として、自分の力でがんを治すことが可能であるとも考えられます。

第2部以降では、現在解明されているがん治療のメカニズムと、全国から寄せられた統合医療アプローチによるがん患者さんたちの回復症例を、ご紹介していきます。

第2部

がん治療に関する最新の研究報告

―ここまで解明された食品の抗腫瘍効果

研究報告に際して

低分子化フコイダンとの出会い

九州大学名誉教授　白畑實隆

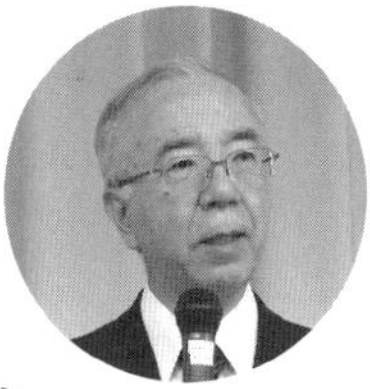

私は20代の頃から、カテキンなどのポリフェノール、ビタミンCなどを含む食べ物を用いてがんを治療する研究に取り組んできました。

ポリフェノールは、赤ワインやブルーベリー、黒ごま、コーヒーやチョコレートなどさまざまな食品に含まれます。カテキンは、日本では緑茶に含まれる茶カテキンがよく知られています。ビタミンCは、果物や野菜に含まれていることは皆さんご存じでしょう。これらに共通することは、「抗酸化物質」であることです。抗酸化物質には、後ほど説明する「活性酸素」を除去してくれる働きがあります。したがって、がんを予防し、がんを治療するにもこれらの物質が役立つのではないかと推測し、実験を積み重ねてまいりました。

普通の抗酸化物質は、活性酸素を除去することによりがん細胞の悪性を弱めてくれることがわかってきています。また不安定な物質が多く、逆に活性酸素を大量に発生させる酸化剤として働き、がん細胞を殺してくれる働きもあります。しかし、正常細胞にも多少なりとも影響を与えてしまうため、過剰に抗酸化物質を摂取すると、がん細胞だけでなく正常細胞も殺してしまうという実験結果も出ています。しかも、進行する悪性のがんの場合、ポリフェノールやカテキン、ビタミンCなどの抗酸化物質による退治では力不足であることがわかり、行き詰まりを感じていました。

そんな時、抗酸化作用のある水「還元水」が存在することを知りました。

兵庫県神戸市の協和病院の河村宗典先生から、「還元水を治療に用いたところ、がんや糖尿病、アレルギー疾患などの患者さんの症状に改善が見られた」とお聞きしたのです。私の研究室で試験管内での実験や動物実験をしたところ、その効果を裏づける結果が出ました。還元水の中の水素や還元性ミネラルが効果として働いていることがわかってきています。水のよいところは、分子が小さいので、とてつもない速さで体の隅々まで浸透してくれるところです。

しかし、がんや糖尿病を治療するためには、毎日大量の水を飲まなくてはいけません。がんが進行して体力が落ちた患者さんにとっては非常に負担が大きく、実際に治療に用いるには解決すべき課題が残りました。「何か他に、効果があって摂取が楽な食品や水はないだろうか」。私はいつも、新しい手立てを探すようになっていました。

そして、２００2年の秋、やがて私の研究者としての覚悟を決める衝撃的な出来事が起きたのです。それが、「低分子化フコイダン」との出会いでした。

ある「奇跡」との出会い

■余命3カ月と宣告された患者さんのがんが消えた！

「先生、がんが消えました！」

福岡で開業するある医師が驚いた様子で私たちの研究室を訪ねてきたのは、2002年の秋でした。当初、私はあまり驚きませんでした。なぜなら、いかにがんが難病とはいえ、比較的初期であれば治癒した例はあります。この場合も、早期に見つかり、抗がん剤が効いたのだろうと思っていました。

ところが、その患者さんは70代後半の高齢者であり、肺がんが転移して再発したのだとその医師は続けます。しかも、見つかった腫瘍は4cmに達し、病院から「年齢や体力を考えると、手術、抗がん剤、放射線治療、どれも難しい。西洋医学の力では治療の手立てがありません。余命3カ月です」と宣告を受けていたそうです。その医師はセカンドオピニオンを求められ、食事療法や東洋医学と併せて低分子化フコイダンというものの飲用を提案したと言います。まだ臨床例が少ないサプリメントで、その医師にとっても初めて使用するものでしたが、「すでに西洋医学で治療の手立てがないと宣告されていた患者さんに、少しでも可能性があれば勧めてあげたい、と思いました。何も手立てがないと言われるより、少しでも役立つものがあれば、精神的に楽になることもありますから」という気持ちで推薦したのだそうです。

フコイダン(fucoidan)とは、1913年にスウェーデンの科学者H・Z・キリンによって発見された成分で、モズクやコンブ、ワカメといった褐藻類の海藻から抽出したぬめり成分(フコースを大量に含む多糖類)を指します。これまでにも数々の研究がなされ、その構造や生理活性について多数の論文が発表されています。日本では1996年に開催された、第55回日本癌学会学術総会で初めてフコイダンのアポトーシス(細胞の自然死)誘導作用についての研究発表が行われています。その効果については、一部の研究者の間で注目を集めていました。前述の医師ががん患者さんに飲用してもらった低分子化フコイダンは、トンガ王国周辺の美しい海で採れたモズクを原料にしていて、モズクから抽出したフコイダンを、体の隅々まで浸透しやすいように分子を小さくする低分子化処理をして、濃縮した液体のサプリメントでした。

激しい咳を伴い、寝たきりだったその患者さんは、飲用開始3日目で咳がおさまり、半月後には散歩できるほどの回復をみせました。３カ月後の検査では、腫瘍マーカーはなんと正常値に戻っていました。４㎝もの大きさになっていた腫瘍は、きれいに消えていたのです。この結果には、余命宣告をした医師たちも「信じられない！」と驚きを隠せなかったそうです。

「これは、研究してみる価値があるのではないか」。私はそう直感し、医師たちと連携した研究を続けていきたいと考えたのです。

余命宣告を受けた「がん難民」たち

■「手術」「放射線治療」の効果と限界

病院では一般的に、「手術」「抗がん剤」「放射線治療」の三つを標準治療として単独で、あるいは組み合わせて行っています。

手術は、ご存じの通りがんを取り除く治療法です。患者さんの状態や、がんの大きさや場所、数などの病態を確かめて、切除範囲を決定します。がんを切り取って取り除くのですから効果は高いといえます。特に初期のがんでは手術は効果的だとされます。

しかし、1cmの悪性腫瘍は、10億個ものがん細胞でできています。完全に取り除けていないがん細胞が増殖し、再発、転移する可能性も残ります。そこで行うのが「放射線治療」です。

放射線治療は、強いエネルギーをもつ光線の一種である放射線を、がんが残っていると予想される部位に照射する治療法です。放射線は体内の奥深くまで入り込み、がん細胞を殺してくれます。手術のようにメスを入れることもなく、痛みもないため、手術に耐えられる体力がない患者さんの治療にも検討されます。また、乳がんの場合は手術で切除する範囲を極力小さくして乳房を残す「乳房温存術」を行う場合があり、この場合は放射線を組み合わせて周囲に残る恐れのあるがん細胞を攻撃します。

放射線治療にも課題がないわけではありません。一つは、がん細胞が１００％死滅するとは言えないこと。そしてもう一つは、放射線を当てた部分の正常細胞にもダメージを与えてがんを引き起こす可能性があることです。「放射線発がん」と呼ばれていますが、何年も経ったあとから、放射線治療を行った部位にがんが発生することがあります。

■「抗がん剤治療」の効果と限界

手術も放射線治療も「ここにがんがある」とわかっている時に行うものです。画像検査などで場所を特定できている時に用いるので、「局所治療」と呼ばれます。局所治療に対して、どこにあるかわからないがんを治療する時には、抗がん剤による「全身治療」を行うのが一般的です。注射や点滴、経口剤など種類によって投与方法はさまざまですが、どれも血液を通って全身に行きわたり、目に見えないレベルのがん細胞も攻撃してくれます。

抗がん剤の研究はかなり進んできており、白血病や悪性リンパ腫など、リンパの中で浮遊するタイプのがんについては、かなり治療効果の高い抗がん剤ができてきています。しかし、それ以外の、腫瘍ができるタイプのがんに関しては、増殖の勢いを弱め、進行を遅らせることはできても、がん細胞が完全になくなるところまで期待できる抗がん剤はまだ開発されていません。

抗がん剤に対して、多くの患者さんが悩まされているのが「副作用」です。抗がん剤は、いわば「毒をもって毒を制する」タイプが多く、がん細胞を殺す効果がある反面、正常な細胞にも影響を与えてしまいます。また、がん細胞の増殖が速いことに注目し、抗がん剤は増殖スピードの速さでがん細胞を見分けるため、正常細胞でも比較的増殖が速い細胞にはダメージを与えてしまいます。増殖の速い細胞の代表例として、「毛髪の細胞」があります。抗がん剤の副作用として「脱毛」が多く見られる理由はそれです。その他の副作用としては吐き気、しびれなど自覚症状があるものに加え、白血球の減少による免疫力の低下が見られます。そうすると、感染症などの病気にかかりやすくなるだけでなく、体に元々備わっているがん細胞に抵抗する力も弱まってしまうと推測されています。

さらに、抗がん剤を投与し続けていると、がん細胞が「耐性」を得てしまい、効果がなくなってしまうことがあります。そうすると、別の種類の抗がん剤を用いることになりますが、最初に抗がん剤を用いた時より効果は薄いと考えられます。その繰り返しをしていると、いつか使える抗がん剤はなくなってしまうのです。

「もう、治療する手立てがありません。余命、半年です」

手術や放射線治療、さらに長く続く抗がん剤の副作用に耐えて希望を繋ぎ、がんを克服しようと闘っているがん患者さんにとって、「手術や放射線で、がんを取り除ける状態ではありません。もう、治療に使える抗がん剤もありません」。という言葉をかけられた時の気持ちは、想像するにも耐え難いものがあります。しかし、現在の日本の医療では、それが現実です。標準治療で対処しきれなくなった患者さんは「がん難民」となり、深い悲しみと絶望のなかに突き落とされるのです。

統合医療が「がん難民」を救う

■統合医療が治療の選択肢を広げる

人類が待ちわびているがん治療法――それは、副作用がなく、がん細胞だけを的確に消し、体の免疫力も落とさずに済む治療方法です。しかし、西洋医学の研究が進んだ今でも、そのすべてを満たす治療法はまだありません。

それでも、少しでも可能性がある治療法、またより心豊かな生活を続けることができる治療法があるのなら情報を知りたい、治療を受けてみたいと患者さんやご家族の方は思われることでしょう。

そうした患者さんの思いに応えるものとして、注目を集めているのが「統合医療」です。西洋医学だけでなく、東洋医学など多様な代替医療を含めて、個々の治療法のメリット、デメリットを考え、単独、あるいは組み合わせで治療やケアを実践する治療法です。

こうした西洋医学以外にも視野を広げれば、さまざまな可能性が検討できます。キノコや植物などの健康補助食品をはじめ、鍼灸、気功、カイロプラクティックなど、がんに効果があると考えられる治療法は無数にあります。これらのほとんどは副作用が少なく、体に負担が少ないという利点がある反面、治療実績の蓄積が少なく、科学的には証明されていないものが多いのが現状です。

アメリカでは、国立の補完代替医療センターが設立され、代替医療について科学的、医学的に検証を行っています。医科大学でも講座を開き、研究を行っています。また大きな病院では「代替医療センター」を併設しているのが一般的です。西洋医学に基づいた「標準治療のみ」を受けたいか、それとも食事療法や漢方、アロマといった伝統医療や民間療法などを含めた「代替医療と標準治療との併用」を希望するか、選ぶことができます。保険制度もどちらかを選べるようになっているそうです。

そうした点でも日本はアメリカに比べるとまだまだ遅れをとっています。とはいえ、代替医療の治療実績が増え、医学的、科学的に成果が実証されれば、統合医療は将来的にがん治療の主流になっていくのではないかと、私は考えています。

■科学の分野でも「統合」がキーワードに

１９７０年代に発がん遺伝子が発見され、アメリカのニクソン大統領は「がんの制圧」を宣言し、盛んに研究が行われるようになりました。とはいえ、その後、発がん遺伝子は約２００個見つかり、がん抑制遺伝子も数十個見つかっています。しかも、がんに関わる遺伝子はこれからも見つかる可能性が高いのです。さらに染色体の異常は非常にたくさんあり、数千～一万に及ぶのではないかと考えられています。

科学の分野では、少し前までは細かい分子レベルの研究をつき詰めていくのが主流でした。しかし、一つの発がん遺伝子をつき詰めて研究しても、がんそのものを克服するにはまだまだ長い道のりがあります。

そんななかで、脚光を浴びているのが「統合」という言葉です。「木を見て森を見ず」ということわざがありますが、それと同じで研究の世界も、もっと全体像を視野に入れるべきではないかと考える研究者が増えたのです。生物学では「統合生物学」という言葉が使われるようになりました。

さまざまな専門家が共同研究を行ったり、意見を交換したり、高い視野から研究を行うことで、がん治療についても新しい局面が開けてくるのではないかと思います。まさしく「統合医療」の考え方が、研究者の間でも避けて通れなくなってきたことを、私はとてもうれしく思います。

■低分子化フコイダンにかける思い

世の中には「がんに効く」「腫瘍がなくなる」といわれる健康食品が無数にあります。新聞や雑誌などのメディアだけでなく、誰もが自由に意見を発信できるインターネットが普及した現在では、情報が氾濫していると言ってよいかもしれません。というのも、これらの情報のすべてが医学的、科学的に立証されているとは言い難いからです。一部の人で症状が回復したり、基礎研究のレベルで有効だったとしても、本当に人間のがん治療に効果があるとは言い切れません。実証するには、投与の量や方法・機会などを検討する必要があり、そのためには時間も手間も、さらに多額のコストもかかります。研究者として、一つの著効例だけを頼りに低分子化フコイダンの研究を進めていくことには不安もありました。

そこで２００３年、低分子化フコイダンを治療の一つとしてとり入れ、西洋医学や東洋医学などの区別なく統合医療を実践されている医師の皆さんとともに、〈代替医療と健康を考える会〉を発足させました。参加している医師は、私が九州大学に在籍していることから西日本の方が多いのですが、大阪、東京、北海道などにも思いを同じくする医師が増えつつあります。その会は、その後〈統合医療と健康を考える会〉に名前を改め、２００４年からはＮＰＯ法人の認証を取得し〈ＮＰＯ法人統合医療と健康を考える会〉として活動を続けています。さらなる研究の進化を目指し、２０１１年12月３日には第１回低分子化フコイダン（ＬＭＦ）研究会も開催され、低分子化フコイダンを中心により深く研究し、複数の医師たちとともに患者さんを救済するべく切磋琢磨を重ねています。

私は研究者として基礎研究を行い、がん細胞のどこに低分子化フコイダンが作用するのか、低分子化フコイダンのどんな働きががん治療に効果を与えるのか、抗がん剤と併用した場合はどうかなど、確実なデータを積み上げています。そして、医師の皆さんは患者さんと向き合い、治療を実践されます。定期的に会員が一堂に会する症例検討会を開催し、さまざまなケースについて話し合い、情報を共有しますが、そこでは「抗がん剤の副作用が軽減された」「進行のスピードが遅くなった」といった驚きの報告もあります。

現在わかっている、低分子化フコイダンのもつがんに関する作用は大きく分けて三つあります。「アポトーシス誘導作用」「血管新生抑制作用」「免疫力強化作用」です。し

低分子化フコイダンの３つの作用

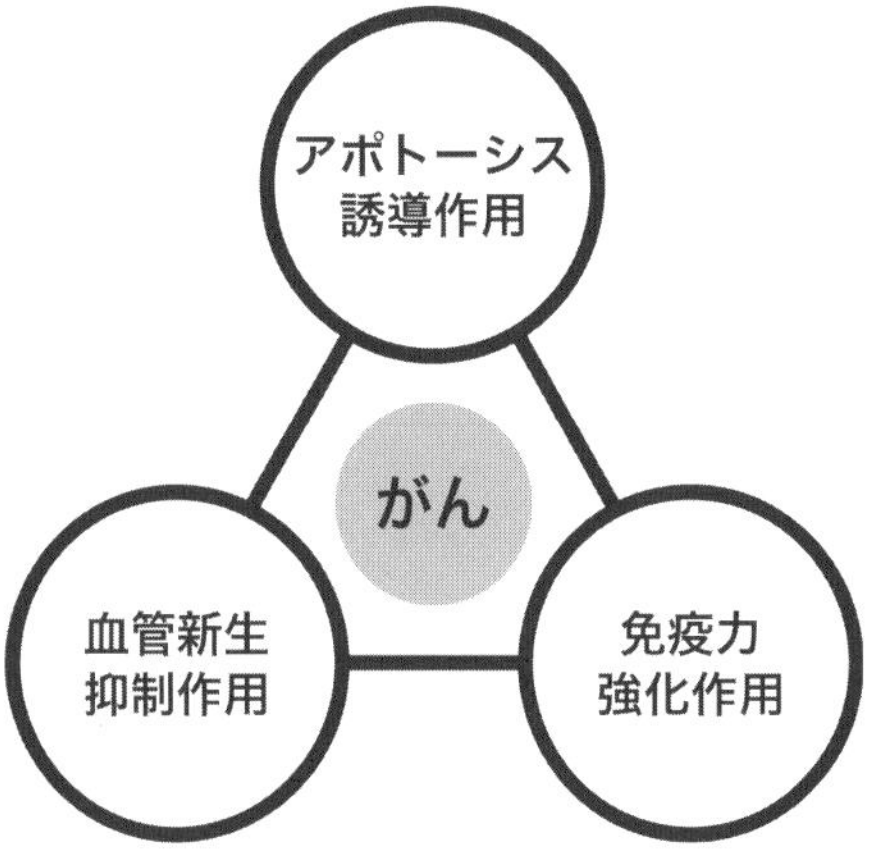

かし、低分子化フコイダンは医薬品ではないため、病気がよくなるとは言えませんし、すべての方に効果があるとも言えません。ただ、がんに苦しむ患者さんの苦しみを、多少なりとも和らげているのは事実です。

私は低分子化フコイダンに大きな可能性を感じ、今も熱い気持ちをもって研究に取り組んでいます。

低分子化フコイダンは、なぜ効果があるのか

■低分子化フコイダンに関する基礎データ

フコイダンは、抽出する海藻によって構造が異なるため、〈NPO法人統合医療と健康を考える会〉の協力医師たちが臨床で応用している低分子化フコイダンの原料となっている、南太平洋のトンガ産のモズクから抽出したフコイダンの分析・調査結果をご紹介します。

《トンガ産モズクの構造分析》 糖はフコース73%、キシロース12%、マンノース7%、グルコース4%、ガラクトース4%という割合で含まれています。他にグロクロン酸とガラクツロン酸も含んでいます。硫酸基は14・5%含まれます。主にL—フコースという糖で構成されていて、硫酸基の含有量が多いのが特徴です。

《抽出方法》トンガ産モズクから有機酸を用いてフコイダンを抽出します。その後脱塩、特殊な酵素で分解し、20万～80万だった分子量を５００以下まで低分子化します。

《人体への安全性確認》アメリカのカリフォルニア大学バークレー校のエイムズ教授が１９７５年に発表した遺伝毒性試験「エイムズ法」という方法で、安全性を確かめました。これは、試験対象に含まれる成分が生物の遺伝子に影響を及ぼすかどうかを調べる試験です。低分子化フコイダン抽出物には、遺伝子突然変異（塩基置換型及びフレームシフト型）誘発性（狭義の変異原性）はないという結果が出ています。

体内に入り、肝臓で代謝される際に遺伝毒性物質に変化する可能性も認められませんでした。マウスでの急性毒性試験（２g／kgの最大量単回投与による）でも異常はなく、人体に用いても安全であると考えられます。

《がんに関する研究方法》マウス腫瘍細胞を用いて、試験管内及び生体内でさまざまな実験を行っています。

《がん以外に期待される健康効果》低分子化フコイダンは、がんに対する作用だけでなく、ピロリ菌、潰瘍、アレルギー、炎症など幅広い症状を抑える機能をもっていることが考えられます。

■低分子化フコイダンの腫瘍に対する免疫活性

統合医療がこれから日本でも盛んに行われていくであろうことを考えると、低分子化フコイダンはその一つの治療法として期待できるのではないかと考え、研究を行ってきました。

これまでの科学的な研究、また医師の皆さんによる臨床結果から、低分子化フコイダンに期待される作用について紹介します。

① 免疫細胞、マクロファージを刺激

フコイダンのこれまでに知られている機能

作用	内容	作用機構
抗腫瘍・ 抗がん作用	1 免疫増強作用による	マクロファージ活性化、IL-12誘導 NK細胞活性化
	2 アポトーシスによる	正常リンパ球には毒性を示さないがん細胞には濃度依存的にアポトーシス誘導
	3 血管新生阻止による	VEGFのレセプター結合阻止 VEGFの発現、分泌阻止
	4 転移・浸潤阻止による	MMP-2・-9発現、分泌・活性化阻止による
	5 がん細胞接着阻止による	糖鎖接着阻害作用
	6 マウスでのがん増殖阻害・延命効果	
抗ピロリ菌 抗潰瘍作用 胃不快感改善作用	硫酸基がピロリ菌を捕獲、粘膜保護 抗ピロリ菌、粘膜保護、抗炎症	
抗アレルギー作用	Thl ／ Th2 比調節	Th2 抑制（IL-2、IL-3、IL-5 抑制）、粘液産生細胞抑制、好酸球減少 IL-4、IgE、抗 BSA 特異 IgE 抑制、ヒスタミン遊離抑制
抗炎症作用	炎症細胞抑制	アトピー性皮膚炎モデルマウス症状改善
肝機能向上作用	HGF 産生増強	GTP、GOT、γ-GTP 値改善
抗生活習慣病作用	抗肥満、血中コレステロール値・中性脂肪値・血糖値の改善	
抗糖尿病作用	筋肉細胞への糖取り込み促進、糖尿病モデルマウスで血糖値上昇抑制	
抗動脈硬化症作用	動脈平滑筋細胞増殖阻止	
抗ウイルス作用	ヘルペス・HIV など	HTLV-1 感染細胞にアポトーシス誘導、中和抗体価上昇
抗菌作用	食中毒菌増殖抑制	サルモネラ菌など
抗酸化作用	抗加齢	活性酸素消去による
血液凝固阻止作用	抗動脈硬化症	血液をさらさらにする
美肌作用	保湿・しわ・しみ・くすみの改善	しわ抑制、コラーゲン酸分解抑制、抗酸化作用
		ヒアルロン酸酸化分解抑制、ヒアルロン酸合成促進
		ヒアルロン酸酵素合成分解作用、ヒスタミン遊離抑制作用
		皮膚の保水性・弾力性維持、創傷治癒促進、吸湿性・保水性向上

免疫力は、本来人間が自分の体に備えているものです。体内にがん細胞などの異常なものを見つけたら、攻撃して排除する役割を備えています。しかし、免疫力が弱っているとその働きが低下し、がん細胞をやっつけるどころか成長を許してしまいます。がんの予防や治療には、免疫力は大変重要なカギを握ります。低分子化フコイダンには、その大切な免疫力を高める作用があるのです。

免疫細胞の一種に、パトロール隊長的な動きをするマクロファージと呼ばれるものがあります。低分子化フコイダンのような糖類を体内に入れると、マクロファージの「アンテナ」にシグナルが送られます。そのアンテナとは、糖の基本構造をチェックするTLR4（トールライク・レセプター4）と呼ばれるレセプターです。TLR4が低分子化フコイダンを認識して「これは何だ、外敵か！」と刺激を受けると、マクロファージが外敵を攻撃するための物質の活性化が引き起こされます。その物質は、IL—12、または抗腫瘍サイトカインと呼ばれ、免疫細胞を活性化するような働きをもち、インターフェロンγといったがん細胞を攻撃するタンパク質を分泌させることができます。

低分子化フコイダンを摂取すると、免疫細胞が活性化し、がんを小さくする効果が期待できます。そのメカニズムはまだ解明されていませんが、「低分子化フコイダンに豊富に含まれる糖類が、菌類の細胞壁の成分と似ているため、免疫細胞が病原菌とかんちがいして活性化するのではないか」と現段階では推測されています。

②　低分子化フコイダンの即効性

低分子化フコイダンを飲んだ患者さんに即効性が見られ、医師たちの驚きを呼んでいる理由は、「低分子化」にあると考えられます。がん細胞が栄養として手っ取り早くアミノ酸や糖を摂取しようと引き寄せるからです。そこで、フコイダンの分子の大きさでがん細胞の抑制に差が出るかどうかを検証する実験を行いました。

まず、マウスに大腸がん細胞（Colon26）を接種したあと、腫瘍サイズの変化とマウスの生存率を確かめました。すると、低分子化されたフコイダンを混ぜた餌を与えたマウスの方が、腫瘍の増殖抑制効果が見られ、生存日数においても明らかな延命効果が観察されました。それに対して、高分子のフコイダンを混ぜた餌を食べたマウスは、初期の段階では腫瘍の増殖が防がれていましたが、全体的に見ると高い腫瘍抑制効果は見られませんでした。生存率

低分子化フコイダンの担がんマウスに対する抗腫瘍効果

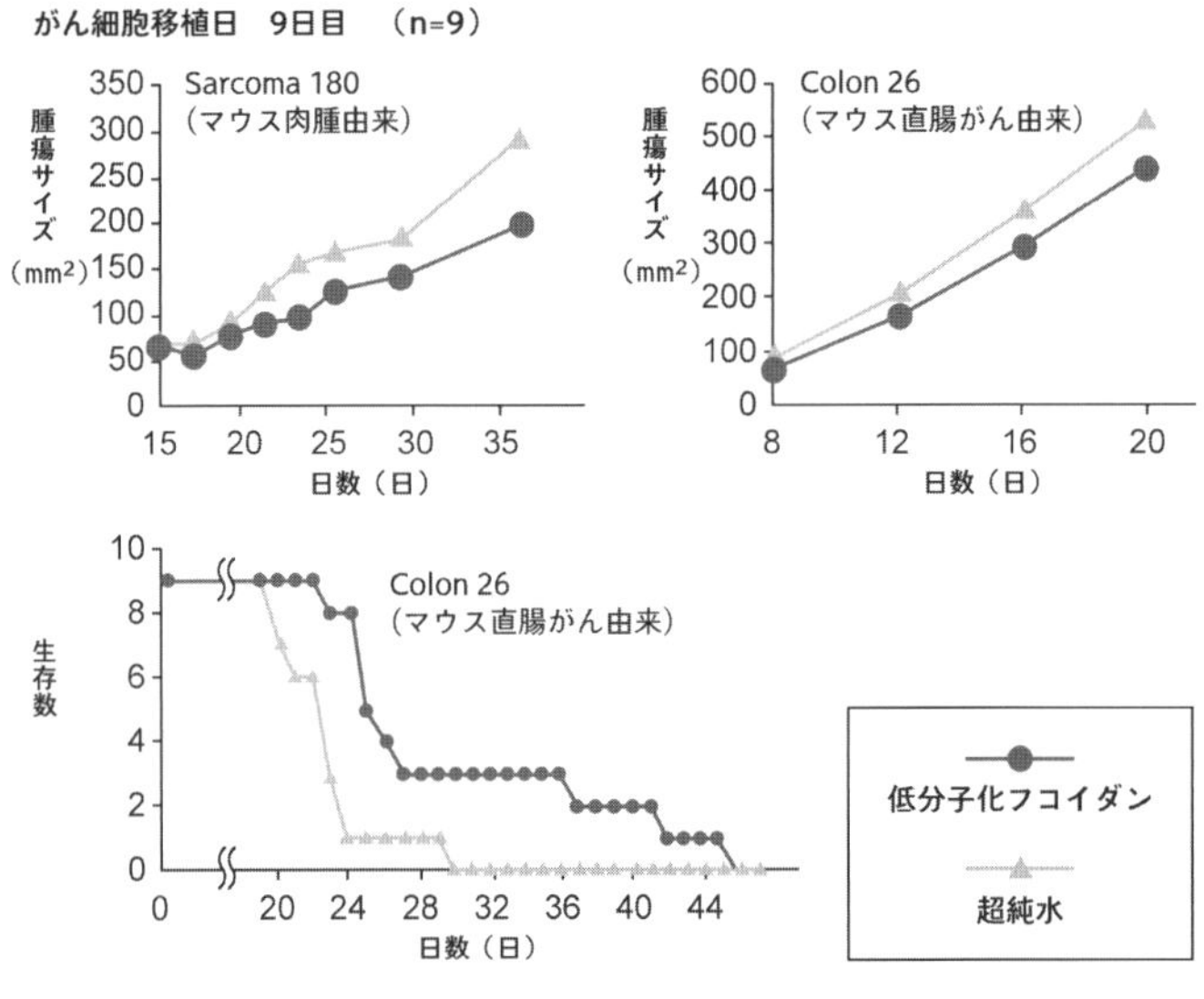

に関しても、低分子化されたフコイダンに比べてあまり延命効果があったとは言えませんでした。

低分子化フコイダンを胃の中にゾンデ（管）で直接与えたケースについても実験を行いました。投与した量は、３・５mg／mlの水溶液を1日あたり０・２mlです。人体に換算すると２４０mlに相当する量です。比較するために、他のマウスには超純水を与えました。その結果、低分子化フコイダンを与えたマウスの方には明白な腫瘍増殖抑制効果が見られ、生存日数についても延びることがわかりました。

低分子化フコイダンには、粘性が低いという特徴があります。そのため吸収力が高く、より早くがん組織に到達して、速効で効果を発揮すると推測されています。

③　低分子化フコイダンの血管新生抑制作用

がん細胞の特徴の一つに、血管新生作用があります。自分が増殖するための栄養を確保しようと、血管を伸ばすのです。この血管は非常にもろく大出血しやすいため、大きながん組織を手術で切除しようとする時の難しい課題になっています。逆に考えると、新生血管をつくらせないようにすれば、がん細胞はいわば「兵糧攻め」にあい、増殖できなくなります。低分子化フコイダンに血管新生抑制作用があると思われる症例が、臨床から上がってきています。

そこで、そのメカニズムを確認するため、ヒト子宮頸がんHeLa細胞（以下、子宮がん細胞）を使った実験を行ったところ、低分子化フコイダンはVEGF（血管内皮細胞増殖因子）という血管新生を起こすタンパク質の遺伝子発現を抑制する作用があることを示す、はっきりとしたデータがとれました。

子宮がん細胞に0・01㎎／mlの濃度の低分子化フコイダンを加えて、VEGFの発現量を調べたところ、低分子化フコイダンを加えないものと比べて、明らかにVEGFの発現を抑えていることがわかりました。

研究の結果、低分子化フコイダンにはＶＥＧＦの抑制効果に加え、血管の形成を抑制する作用があることもわかってきました。通常、ヒトの正常線維芽細胞を培養して、その上に血管内皮細胞を加え、がん細胞を培養した培養液を添加すると、ヒトの血管が形成されます。この時に使用する培地中に、低分子化フコイダン処理したがん細胞の培地と処理しないがん細胞の培地を添加したところ、低分子化フコイダン処理したがん細胞の培地を添加した場合では、血管形成が明白に抑制されていました。

これらの研究結果については、「海藻モズク *Cladosiphon novae-caledoniae* kylin 由来の酵素消化フコイダン抽出物は腫瘍細胞の浸潤及び血管新生を阻害する」と題した論文にまとめました。国際学術雑誌『Cytotechnology』に発表し、広く海外の研究者にも成果を報告しています。

④　低分子化フコイダンのアポトーシス誘導作用

正常細胞がアポトーシス（細胞の自然死）するのに対して、がん細胞は寿命がなく、いつまでも生きて増殖し続けるという特性があります。そのため、がん細胞にアポトーシスを起こさせれば、がんの増殖を防ぐことができると考えられます。

研究の結果、低分子化フコイダンは、がん細胞だけを選んで働きかけ、アポトーシスを誘導する性質があることがわかってきました。その現象を確認するため、何段階かの濃度の低分子化フコイダンを正常細胞とがん細胞に加えて観察しました。その実験に使ったのは、フローサイトメトリーという手法です。細胞がアポトーシスを起こすとDNAの量が減少することから、フローサイトメトリーでレーザー光線を細胞に当ててDNAの量を測定し、アポトーシスの発生の有無を調べました。そうすると、DNAの量が減っていたのはがん細胞だけ。正常細胞はまったくアポトーシスを起こさず、がん細胞だけに低分子化フコイダンが作用しているという､極めて画期的な結果を得たのです。

また、ヒト線維肉腫HT１０８０細胞を、低分子化フコイダン抽出液を加えたものと、細胞のみのものを、48時間観察し続けました。すると、低分子化フコイダンを加えたがん細胞は次第に丸くなって動きが止まり、さらに、細胞の内容物があふれ出し、アポトーシスを起こしている様子が観察できました。

低分子化フコイダンの正常細胞とがん細胞抑制効果

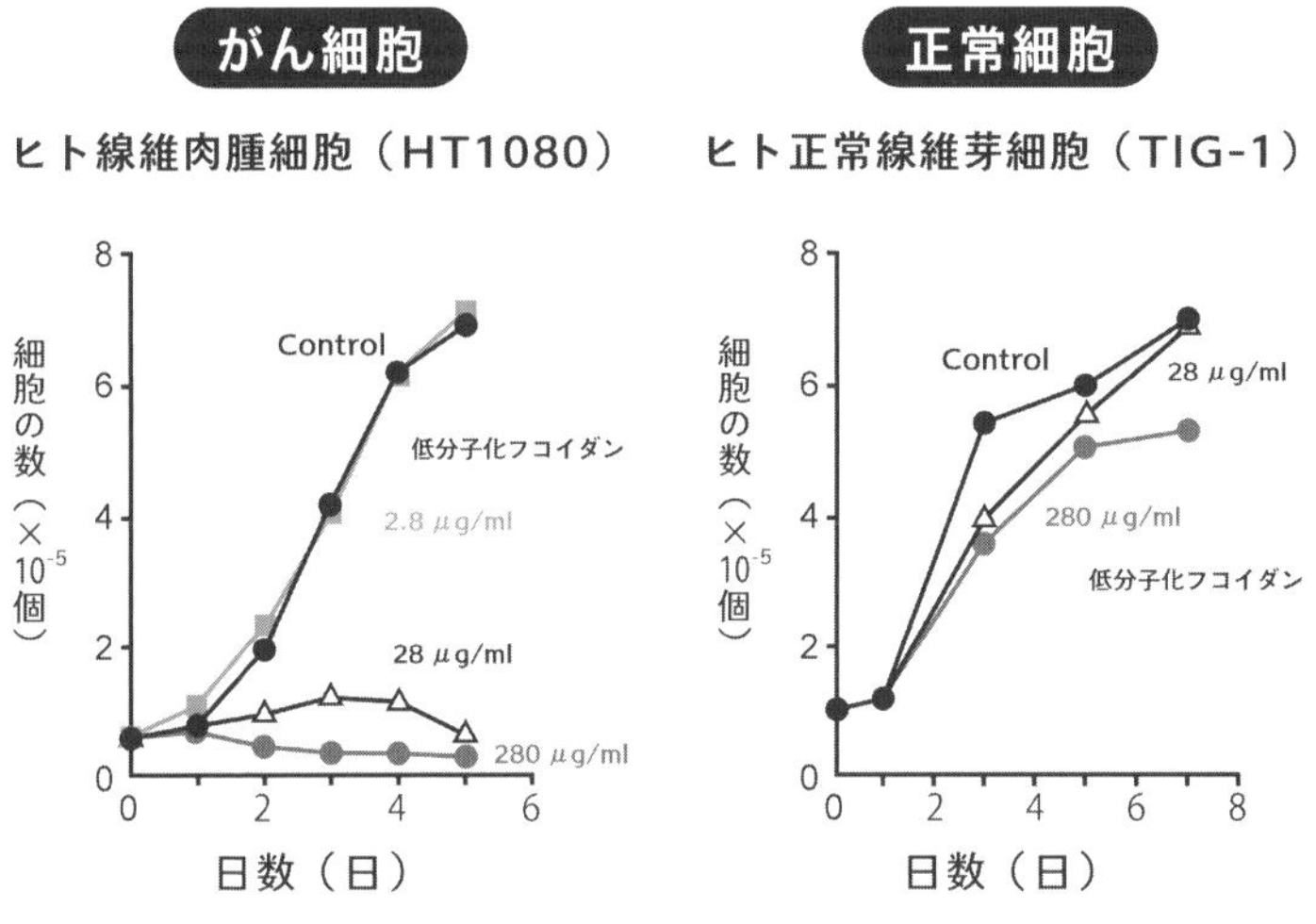

■一度ダメでもあきらめず攻撃する低分子化フコイダン

低分子化フコイダンがなぜ、がん細胞だけを選んで攻撃できるかというと、細胞の表面にある糖鎖に関連していることがわかってきました。糖鎖は、細胞の周りに産毛のようにに生えているアンテナのようなものです。がん化した細胞は、糖鎖の枝分かれが多くなり、異常な細胞として転移を始めます。低分子化フコイダンの6～7割を占めるフコースのうち、硫酸化フコースという成分が糖鎖の合成に重要な働きをしています。がん細胞に取り込まれたフコースは糖鎖構成を変え、がん細胞をまるで正常細胞のように変えてしまい、アポトーシスを起こしやすくしてくれると推測されます。

2011年11月に『PLOS ONE』に掲載された論文では、低分子化フコイダンのアポトーシス誘導について記述しています。『PLOS ONE』は世界的に評価の高い生物系の研究論文発表の場であり、意義のある論文のみを掲載することで知られています。その研究成果を以下、簡単に紹介します。

乳がん細胞であるＭＣＦ－７について低分子化フコイダンがアポトーシスを起こすメカニズムを調べました。その経路には、二つの方法があることがわかりました。まず一つ目が、細胞表面で、デスレセプターにスイッチを入れ、細胞内でカスパーゼというアポトーシスを引き起こすタンパク質分解酵素を働かせてＤＮＡをずたずたに引き裂くというしくみです。他方は、低分子化フコイダンがミトコンドリアから、アポトーシス誘導因子（ＡＩＦ）を放出させて、カスパーゼには頼らずにＤＮＡを断片化して、アポトーシスを引き起こします。がん細胞の中には、カスパーゼの機能が壊れて働かないものがあるため、「カスパーゼ非依存型アポトーシス経路」を低分子化フコイダンが導き出すというのは、非常に意義があることです。カスパーゼ非依存型については、まだ詳細は明らかになっていないため、今後、研究を深める必要があります。

低分子化フコイダンをたとえるなら、「何度倒されても、あきらめずに立ち上がる正義のヒーロー」とでも言いましょうか。カスパーゼという必殺の武器が使えなくても、

低分子化フコイダンのアポトーシス発生ルート

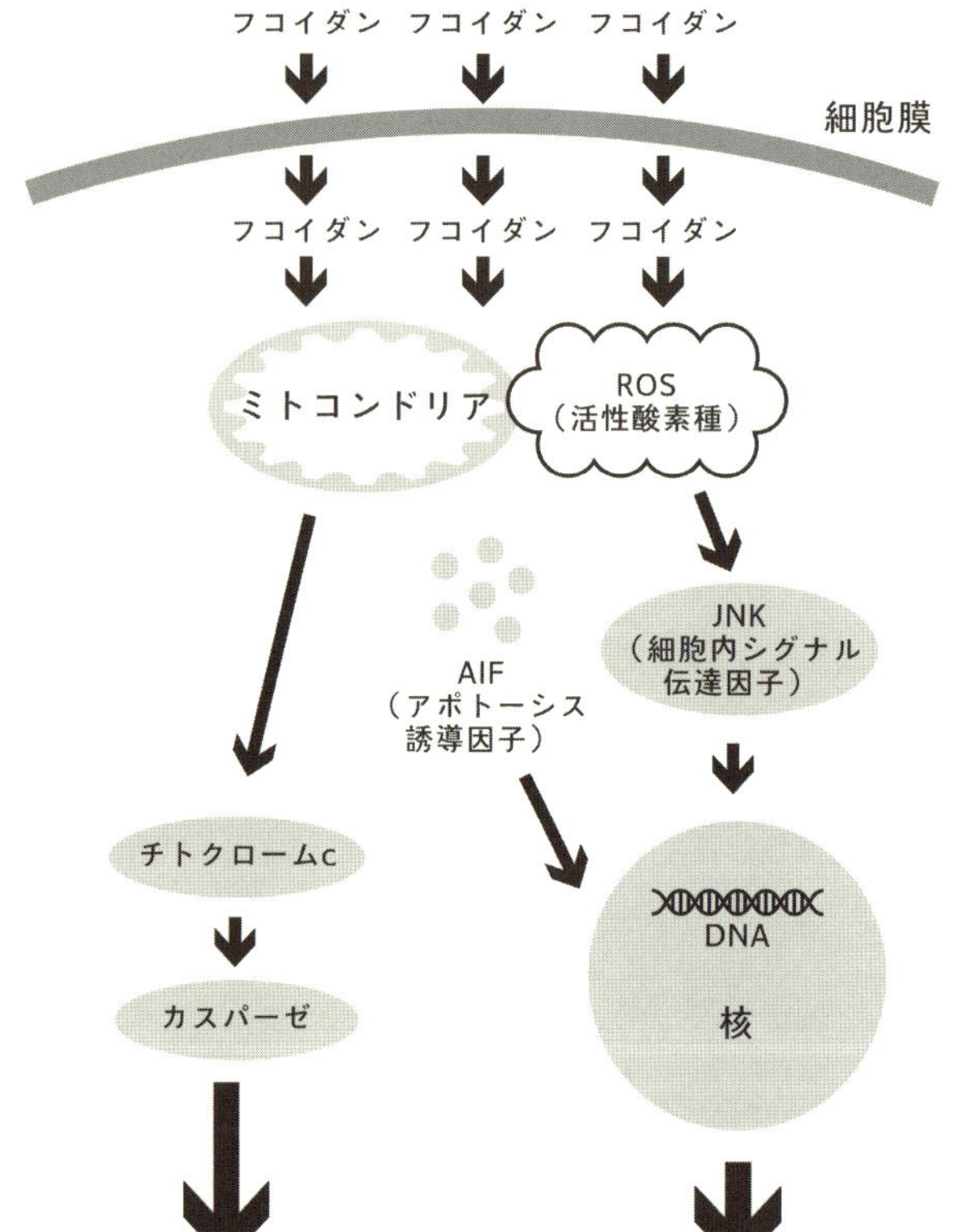

（2011年11月号【PLOS ONE】掲載の論文より一部簡略化）

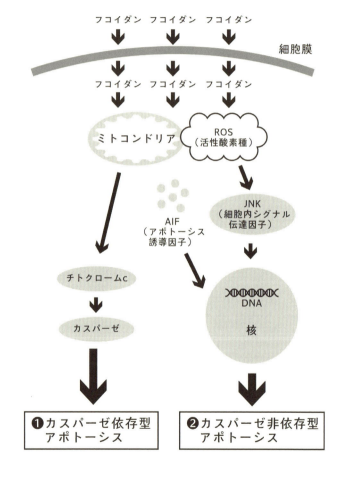

あきらめずにアポトーシス誘導因子という別の手段を見つけ出して、がん細胞を退治しようと東奔西走してくれている……そんなイメージで理解していただければと思います。

今回の研究成果を経て、低分子化フコイダンの可能性にさらなる期待がわいてきました。複雑な多糖体であるフコイダンの成分については、より詳しい研究が必要となっています。

■がん細胞の転移・浸潤を抑制する低分子化フコイダン

遺伝子が傷ついた細胞は、活性酸素の働きを受け続けることで、がん細胞に変わり、無限に増殖できる性質を獲得します。

最初は力が弱いがん細胞ですが、活性酸素を浴び続けることで染色体異常が蓄積され、どのような環境でも増殖できるパワーを身につけ、悪性がん細胞に変化します。そうなると、原発巣にじっととどまってはいられません。転移・浸潤能力を獲得し、血液やリンパ液を通じて全身に広がり、二次転移巣をあちこちに形成してしまうのです。

がんの研究が進むにつれ、転移・浸潤と血管新生には、活性酸素の一つである過酸化水素が深く関わっているということが明らかになりつつあります。がん細胞の中に過酸化水素が蓄積されると、VEGF（血管内皮細胞増殖因子）の遺伝子発現が活発になり、血管新生が促進されます。また活性酸素により、がん細胞の周りのコラーゲンなどのタンパク質を分解することで転移・浸潤を早めるMMP—2酵素もたくさん分泌されるようになり、がんを悪化させます。

低分子化フコイダンでこうした活性酸素を消すことができれば、悪性がんの良性化が期待できます。そこで、転移の頻度が非常に高い悪性のがん細胞であるヒト線維肉腫HT1080細胞に対し、10％と20％の濃度の低分子化フコイダン抽出液を培地に入れました。すると、明らかに濃度が高いほど活性酸素が消えているという結果が出ました。

また、悪性の細胞はその周りに活性酸素を放出しています。しかし、低分子化フコイダンを作用させると、細胞外に出す過酸化水素の量が減少することが実験で明らかになりました。

人間の細胞は、通常コラーゲンなどの細胞外マトリックスタンパク質に囲まれているため、簡単に移動することができません。しかし、がん細胞は、細胞の基底膜にインテグリンという糖タンパクやPセクレチンの力で接着します。それから、MMPなどのタンパク質分解酵素（プロテアーゼ）の

がん細胞の基底膜浸潤プロセス

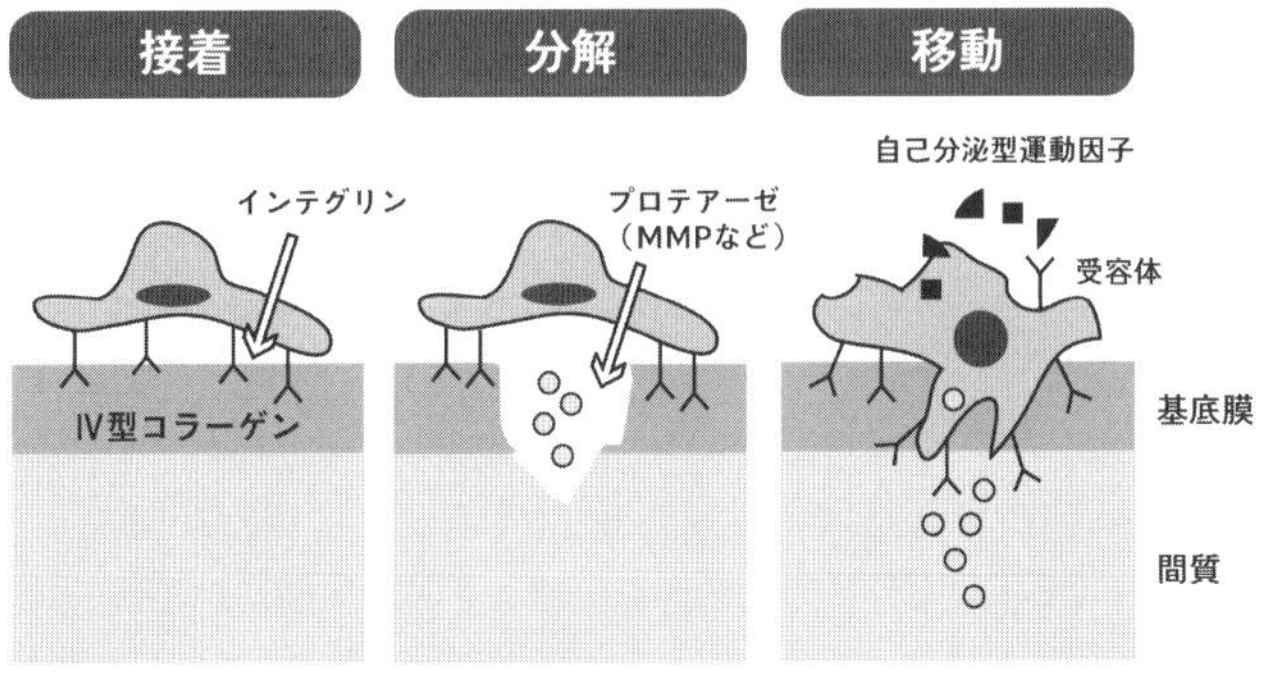

細胞は通常コラーゲンなどの細胞外マトリックスタンパク質に囲まれているため、簡単に移動することはできない。がん細胞は細胞外タンパク質を分解するMMP-2タンパク質分解酵素などを分泌することにより動いていく。

働きで基底膜を分解し、細胞内に移動していきます。低分子化フコイダンは、まず基底膜への接着部分をブロックする作用があります。さらに、プロテアーゼの働きも阻害すると考え、実験を行いました。

生体を模倣した物質（マトリゲル）にがん細胞（ＨＴ１０８０）をのせて調べてみると、約1時間でマトリゲルを食い破って反対側まで達してしまいます。しかし、ここに濃度２８０μg／ml、５６０μg／mlの低分子化フコイダンを加えて18時間後に比較すると、裏側に達するがん細胞の数が減少していることがわかりました。このことから低分子化フコイダンの転移・浸潤抑制作用が推測されます。

プロテアーゼについては、低分子化フコイダンを入れるとＭＭＰ―２、ＭＭＰ―９などの酵素活性が低下することがわかりました。ＭＭＰ―２はむやみに働かないように活性部位がブロックされた状態で分泌されますが、ＭＴ１―ＭＭＰという膜型酵素がそのブロックしている部分を切除して、それからＭＭＰ―２が活性化します。低分子化フコイダンはＭＴ１―ＭＭＰの遺伝子発現を制御して、ＭＭＰ―２の活性化を抑えていることがわかりました。逆にＭＭＰ―２の阻害剤であるＴＩＭＰの発現には影響していません。

細胞の表面にある糖鎖は、細胞のアンテナのような役目を果たしています。がんを含むさまざまな疾患で、この糖鎖に変化が起こることから、糖鎖合成の異常はがんを含む多様な疾病の一因だと考えられています。

細胞ががん化すると、糖鎖の枝分かれが増えます。その枝分かれをつくる酵素・Ｎ―アセチルグルコサミン転移酵素Ｖ（ＧｎＴ―Ｖ）遺伝子と、その遺伝子の転写を活性化する因子であるＥＴＳ―1遺伝子が活性化され、がんは転移しやすくなってしまいます。

低分子化フコイダンはこの働きを弱め、表面の糖鎖合成を

がん細胞の糖鎖構造の変化

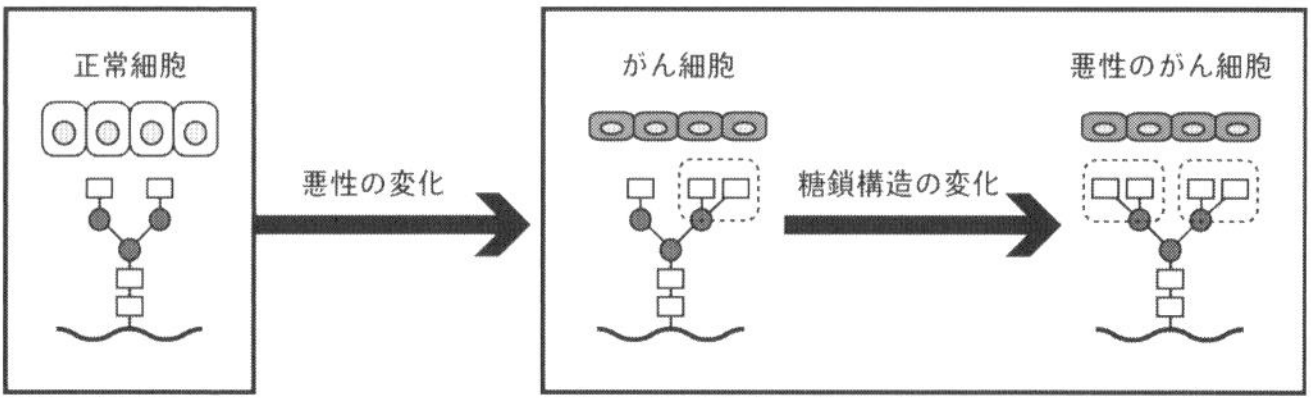

変えます。がん細胞がある意味、良性に変化し、転移・浸潤が抑えられるのです。このメカニズムについては、今後も、研究を進めていきたいと思います。低分子化フコイダンの中の有効な成分だけ増強して、よりがん治療に役立つ薬品をつくることも、将来的には考えられるのではないでしょうか。

■抗がん剤との併用効果の高い低分子化フコイダン

医師による数多くの臨床例から、抗がん剤と低分子化フコイダンを組み合わせると、抗がん剤の副作用が軽減されるというケースが多数見られています。抗がん剤は、活発に増殖し続ける細胞に対して効果を発揮する薬剤なので、正常細胞であっても髪の毛や腸管細胞、造血幹細胞などに大きなダメージを与えます。その結果、吐き気や発熱、だるさ、下痢、口内炎、白血球減少や脱毛などのさまざまな副作用が起きるのですが、これらの副作用を軽減できれば、患者さんの体力の低下を防ぐことができ、抗がん剤の効き目が増強します。

また、低分子化フコイダンががん細胞に対しアポトーシス誘導することから、抗がん剤を併用した場合に、抗がん効果がどれぐらい増強されるかに注目した研究も行っています。研究例として取り上げたのが、高頻度で転移を起こす悪性のヒト線維肉腫細胞HT1080細胞と抗がん剤シスプラチンです。シスプラチンは、がん細胞の２本のDNA鎖と結合して、DNAの複製を防ぎ、がん細胞を死滅させます。

実験では、ヒト線維肉腫HT1080細胞を培養し、低分子化フコイダンとシスプラチンを併用した場合と、シスプラチンのみの２パターンを実験しました。また、シスプラチンの量は、成人の骨肉腫に対して投与する量の1／8・5と1／85の二つの設定で、48時間の培養を行いました。その結果、いずれの実験においてもシスプラチンと低分子化フコイダンを併用した場合の方が、シスプラチン単体よりも高いアポトーシス誘導効果が見られました。

その他三つの抗がん剤でも同様の実験を行ったところ、がん細胞死を導くことがわかりました。マイトマイシンCは、抗がん性抗生物質で、DNAの分裂阻止や、DNA鎖切断などでDNAの複製を阻止します。タモキシフェンは、乳がんなどにホルモン療法として使われます。パクリタクセル（タキソール）は、細胞中の微小管に結合して安定化させ、がん細胞の分裂を阻害します。これら、まったくちがう性質をもつ抗がん剤との組み合わせでも治療効果が高まったことは、低分子化フコイダンの可能性をより広げてくれています。

さらには、低分子化フコイダンががん細胞のみに働きかけ、正常細胞に対してはダメージを与えないという実験結果もあります。医学、薬学、化学が進歩したとはいえ、いまだがん細胞だけを見分けて作用する抗がん剤はできていません。低分子化フコイダンは本当に驚きの能力をもっていると思います。

抗がん剤以外でも、同じように、低分子化フコイダンとの組み合わせによりがん細胞のアポトーシスを促進する効果が確認されている物質があります。それは、糖鎖と結合する能力のある「レクチン」と呼ばれるタンパク質です。実験ではレクチンの一つであるコンカナバリンAとフコイダンを組み合わせると、がん細胞のアポトーシスが促進されますが、正常細胞に関しては変化がないという事実が確認できました。

低分子化フコイダンのアポトーシス誘導効果

がん細胞（HT1080）における低分子化フコイダンの効果

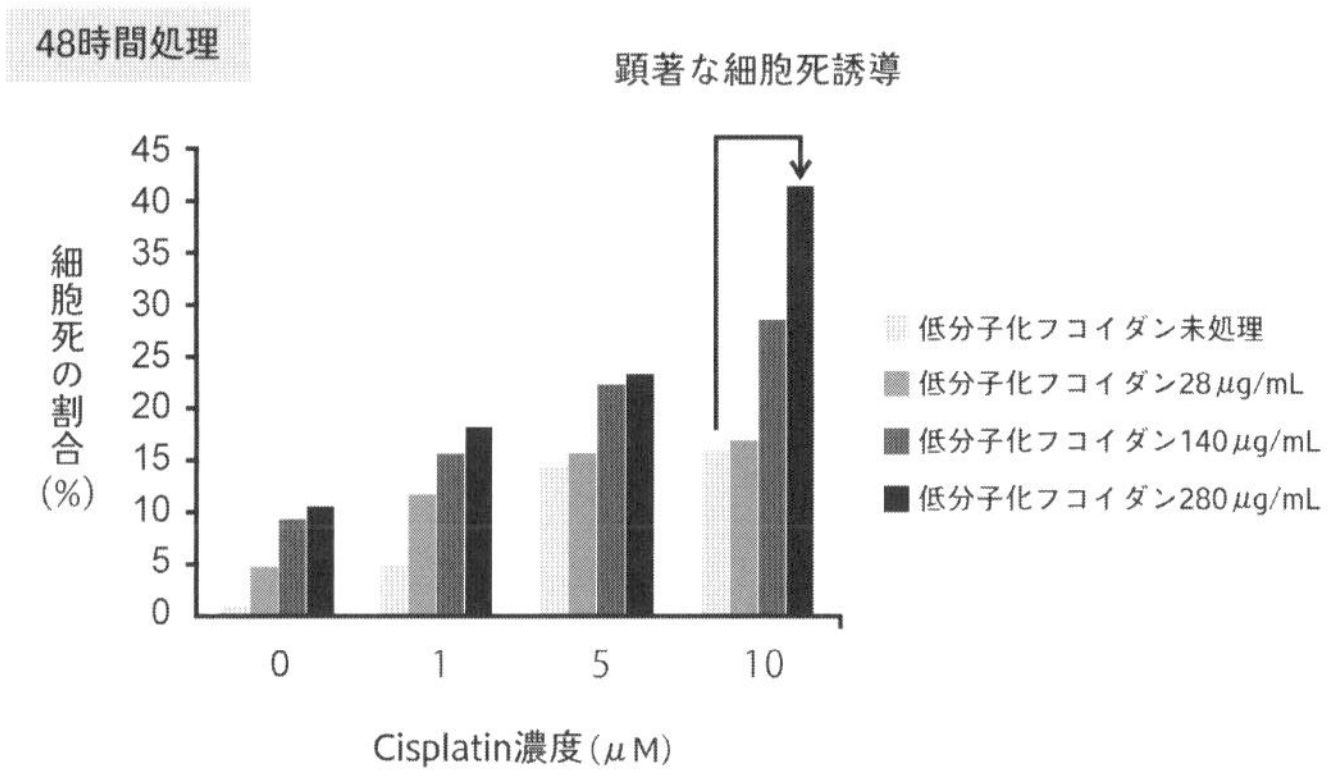

低分子化フコイダン抽出物が、抗がん剤シスプラチンによる細胞死誘導を増強

正常細胞（TIG-1）における低分子化フコイダンの効果

48時間処理

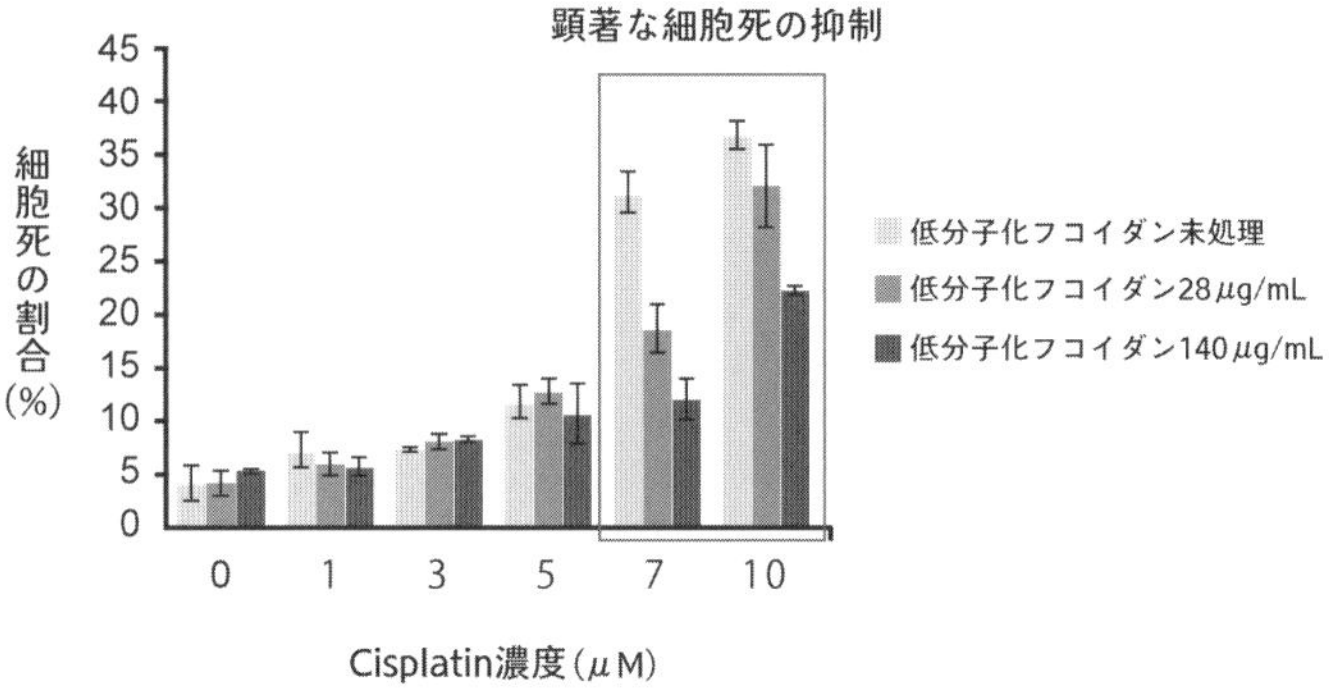

低分子化フコイダン抽出物が、抗がん剤シスプラチンによる細胞死誘導を抑制

がん細胞（HT1080）における低分子化フコイダンの効果2

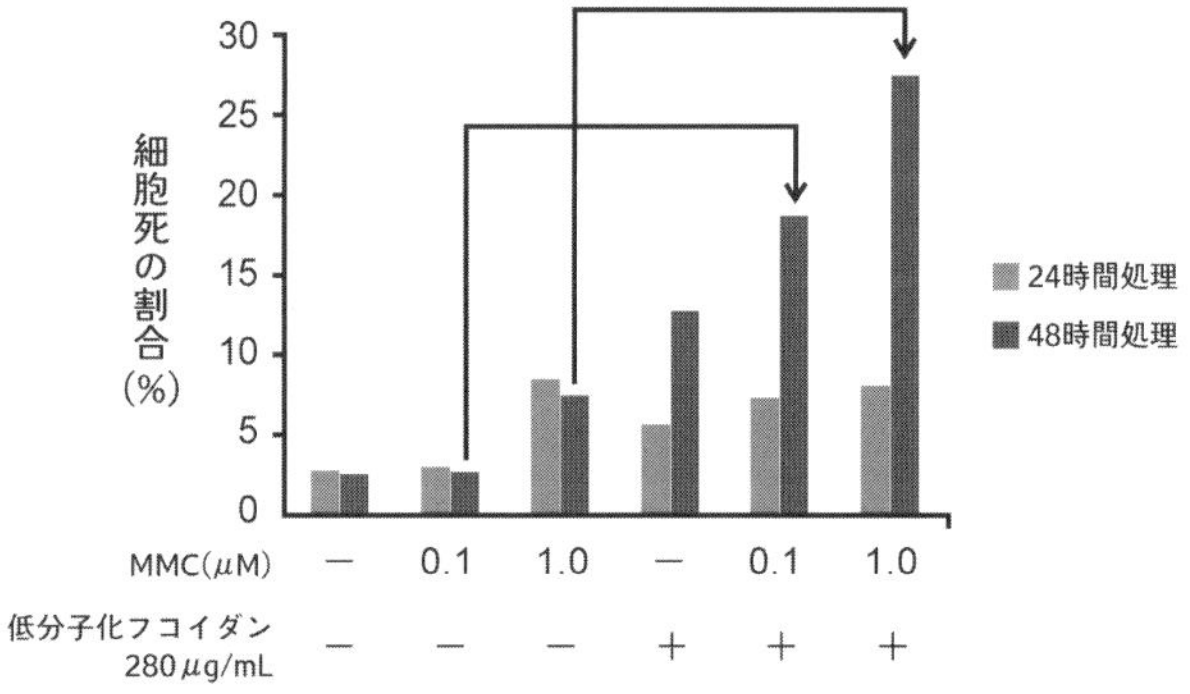

低分子化フコイダン抽出物が、抗がん剤マイトマイシンC（MMC）による細胞死誘導も増強

■国内外で評価と期待が高まる低分子化フコイダン

私は低分子化フコイダンについての数々の研究の成果を、論文や学会での発表で多くの人に広めています。生物学、医学、薬学などさまざまな分野の専門家に驚きをもって受け入れられ、非常に興味をもってくださる人も増えています。

私の研究者魂により一層火をつけてくれたのは、スウェーデンのカロリンスカ研究所で研究発表の場をいただいたことです。この研究所は、生物医学の分野において世界最高水準の研究機関であり、ノーベル医学・生理学賞の選考委員会を有することでも知られています。これまでに四度招聘され、一度目は還元水という水の研究で、水によって活性酸素を除去できるというテーマを発表。二度目は還元水がＳＯＤ（活性酸素を除去する酵素）を活性化させるという研究でした。二つとも、日本国内ではあまり注目されていませんでしたが、カロリンスカ研究所では「従来なかった研究を行うことで、新しい分野を切り開き、人類に貢献できる発見をする可能性がある」という将来性を評価していただき、予定の時間を過ぎても質問が相次ぎました。三度目は低分子化フコイダンについての発表も行い、この時も質問がなかなか途切れませんでした。四度目は人間の意識エネルギーが人体の水に宿り、人体機能をコントロールするという新しい仮説を提唱しました。

２００８年2月には、カロリンスカ研究所の先生を九州大学に招聘しました。その時来日した毒性学分野の世界的な権威からは、「正常細胞にダメージを与えず、がん細胞の表面糖鎖に作用しアポトーシスを起こすという研究は他で聞いたことがない。低分子化フコイダンのメカニズムを研究すれば優れた論文ができるのではないか」と大いに興味をもたれ、引き続き研究を行うよう励まされました。

国内では、２００８年の第67回日本癌学会学術総会で「酵素消化低分子化フコイダン抽出物によるがん細胞のアポトーシス感受性増強効果」を発表。２年後の第69回日本癌学会学術総会では「酵素消化低分子化フコイダン抽出物による癌細胞特異的細胞死及び糖鎖合成経路の改変誘導」について発表し、２０１１年には中国・大連で開催された

「２０１１第四届世界癌症大会」でも同様のテーマで発表を行いました。

現在、低分子化フコイダンは医薬品ではないため、病気がよくなるといった臨床効果をうたうことはできません。しかし、地道に実験を積み重ね、さらに臨床での症例を増やしていくことで、統合医療の一つの手段としての評価が非常に高まっているように感じます。

研究報告に際して

コンカナバリンAと低分子化フコイダンが照らすがん治療の新しい光

九州大学大学院助教　照屋輝一郎

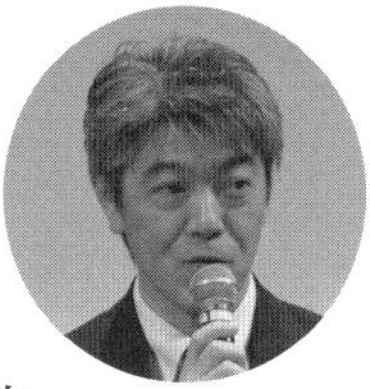

1990年に九州大学大学院に入学した私の研究を指導して下さった先生が、当時助教授であった白畑教授でした。一緒に研究しないかと白畑教授の研究室に呼ばれたのは、それから7年後。以降、白畑教授とともに研究を続けてまいりました。

私が、上司として、人間として、白畑教授を尊敬する部分は、統合医療に関する情熱と洞察の深さです。私たち研究者は、ともすると「科学的事象を追いかけるあまり、人間の現実を観ない」傾向になることがあります。しかし、白畑教授が粉骨してきた還元水や低分子化フコイダンをはじめとする一連の研究は、いつもその先に、リアルな患者さんとその患者さんを支える人たちの現実を見すえられています。白畑教授が、さまざまな医師の方たちから敬愛される理由は、そこにあるのだと思います。

いま私たちが注力している低分子化フコイダンの研究のきっかけとなった背景には、還元水の研究があります。抗酸化作用のある還元水には、がんや糖尿病、アレルギー疾患などの症状を改善する効果があることはわかっていました。しかし、悪性のがんや進行性のがんに対しては、力が足りません。もっと強力な効果のある食品、食品由来成分はないか模索していたなかで出会ったのが「低分子化フコイダン」であることは、白畑教授による前述の通りです。

そして、低分子化フコイダンの「アポトーシス誘導作用」についてさらに実験を重ねていくなかで、私たちはある成分と「驚くべき出会い」をいたしました。ある成分とは、「ナタマメ」だけに含まれる「コンカナバリンA」という成分です。

がん細胞が死滅するメカニズムを見るにあたり、私たちは「糖鎖の変化」に着目しました。細胞に何らかの処理を加えた場合、細胞に変化があらわれた証しとして、糖鎖に変化が生じます。その変化の延長上に、死滅などという現象があらわれます。

低分子化フコイダンを処理したがん細胞の、糖鎖の変化を調べる実験をしていましたところ、糖鎖を調べるためのツールのコンカナバリンAを処理した時にだけ、がん細胞が著しく死滅していたのです。この結果に、私たちは、大きな関心と、がん治療に対する新たな可能性を感じずにはいられませんでした。

コンカナバリンA自体に、抗腫瘍効果があることはわかっていました。低分子化フコイダンがもっているアポトーシス誘導作用がコンカナバリンAによって強められたのでしょうか。そのメカニズムを解明していくなかで、私たち研究者にとって、いや人類にとって永遠の課題である、正常細胞にダメージを与えずがん細胞だけを死滅させる《パーフェクトながん治療》への新しい光が見いだせるのではないか。

低分子化フコイダンとコンカナバリンAの融合がもつ新たながん治療の可能性の追求に、私たちはまい進することになりました。

あるデータとの出会い

■低分子化フコイダンによるがん細胞死を増強するコンカナバリンA

次頁の棒グラフは、がん細胞に対して「低分子化フコイダン処理を単独で行った」場合と「低分子化フコイダン処理後にコンカナバリンA処理を行った」場合の細胞死の状況を示したグラフになります。左のグラフは、低分子化フコイダンの濃度変化に伴う細胞死の状況を示し、右のグラフは、時間経過と細胞死の状況を示しています。

いずれも、「低分子化フコイダンを単独で」処理した場合よりも「低分子化フコイダン処理にコンカナバリンA処理を加えた」場合の方が、より高い率でがん細胞は死滅しています。これは、低分子化フコイダン単独では死滅しなかったがん細胞も、コンカナバリンAを加えたことによって死滅した可能性を示唆しています。また、右のグラフからは、24時間以上経過してからの細胞死が顕著に見られます。これは、がん細胞を直接

コンカナバリンAはLMFのがん細胞死を増強する

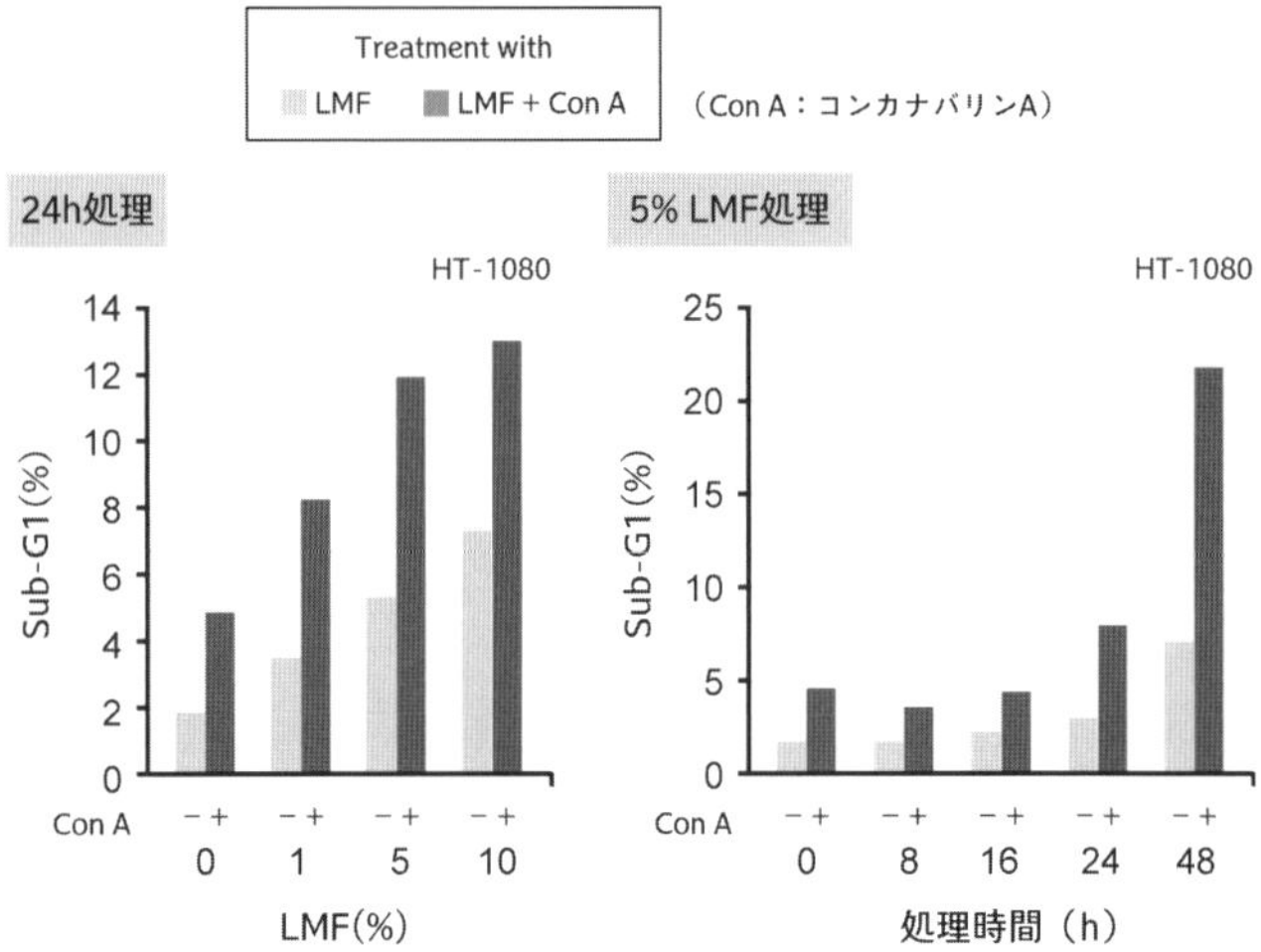

叩いて死滅させたのではなく、アポトーシスを誘導することによってがん細胞を死滅させていることを示唆しています。

つまり、低分子化フコイダンにコンカナバリンAが融合することで、もともと低分子化フコイダンがもっていた「アポトーシス誘導作用」が強まったのではないかと推定できます。

■「ナタマメ」自体がもつ細胞死誘導効果

コンカナバリンＡという成分は、「ナタマメ」という植物にしか含まれない特殊成分です。ナタマメは、古来より漢方薬の原料として用いられ、排膿・抗炎症作用、抗腫瘍作用、腎機能活性化作用などがある植物です。近年では、歯磨き粉の原料や健康茶の原料としても注目を浴びています。

私たちが注目したのは、ナタマメがもつ「細胞を死滅させる効力」が、どんな細胞に有効で、どんな細胞に有効でないのかという点です。たとえば、「細胞を死滅させる効力」という点では、抗がん剤は非常に高い効力をもっています。しかし、その高さのあまり、がん細胞だけではなく正常細胞にまでダメージを与えてしまう点が、大きな問題です。それが、きつい副作用や体力の減退をもたらします。

次頁のグラフは、「がん細胞」と「正常細胞」に高濃度のナタマメエキスを処理した場合の、細胞生存率を示したグラフです。濃度を上げていくと、がん細胞は限りなく０

に近い生存率になっていくのに対して、正常細胞は大きくダメージを受けていないことがわかります。

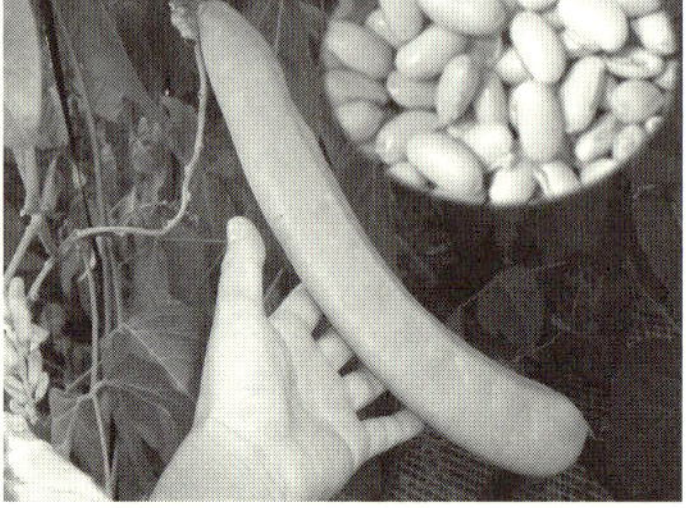

白ナタマメ抽出エキスの細胞死誘導効果

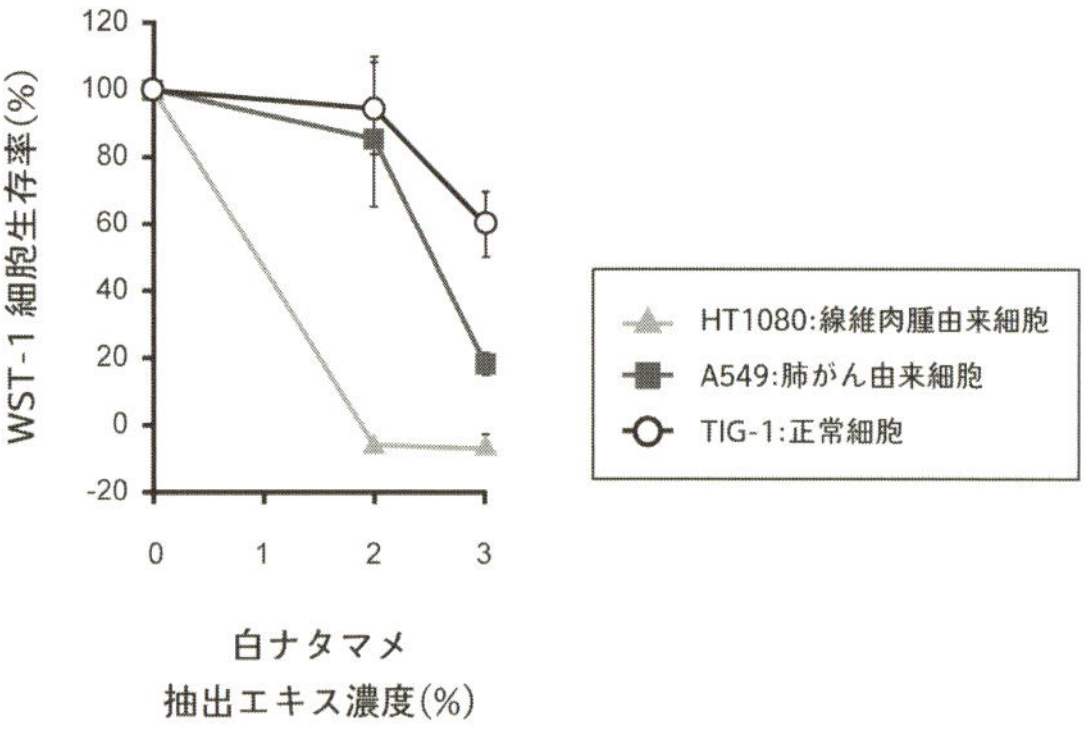

白ナタマメ抽出エキスに秘められた可能性

■特定植物に含まれる固有成分の力

ある特定の植物に特定の薬効が見られる場合、その植物の中にその植物にしか含まれない固有成分が存在しているケースがあります。トマトに含まれるリコピン、ブドウの皮に含まれるレスベラトロールなどがそれであり、ともに、高い抗酸化作用があり、さまざまな病気に対して予防・改善効果があることはよく知られていることです。

私たち農学研究者は、この特定植物に含まれる固有成分に対して、未知の可能性が秘めているものとして注目します。ナタマメに含まれるコンカナバリンＡも､その一つで、さまざまな研究者がその秘めた可能性をつきとめようとしてきた成分の一つです。そして、今回私たちは、低分子化フコイダンとの組み合わせによって、正常細胞にダメージを与えずにがん細胞だけ死滅させる可能性を、コンカナバリンＡに見出したのです。

■低分子化フコイダンとの併用処理による細胞死誘導効果

私たちは、多種多様ながん細胞と正常細胞とに、低分子化フコイダン単独で処理した場合と、白ナタマメ抽出エキスとを併用して処理した場合との、経過を見てみました。

次頁の折れ線グラフからわかるように、がん細胞の場合、低分子化フコイダン単独よりも、白ナタマメ抽出エキスと併用処理した時のほうが死滅した細胞が多くなります。しかし、正常細胞の場合、低分子化フコイダン単独で処理した場合と白ナタマメ抽出エキスとを併用して処理した場合とで、細胞の状況はほとんど変わりません。両者とも、死滅どころかむしろ活性化されていることがわかります。

次頁の棒グラフは、さまざまながん細胞に対して、低分子化フコイダンと白ナタマメ抽出エキスとを併用処理した場合の細胞の死滅状況を示しています。肺がん、子宮頸がん、肝がん等、さまざまながん細胞に対して、濃度を上げるほど死滅率が高くなってい

白ナタマメ抽出エキスとLMFの併用処理による細胞死誘導効果

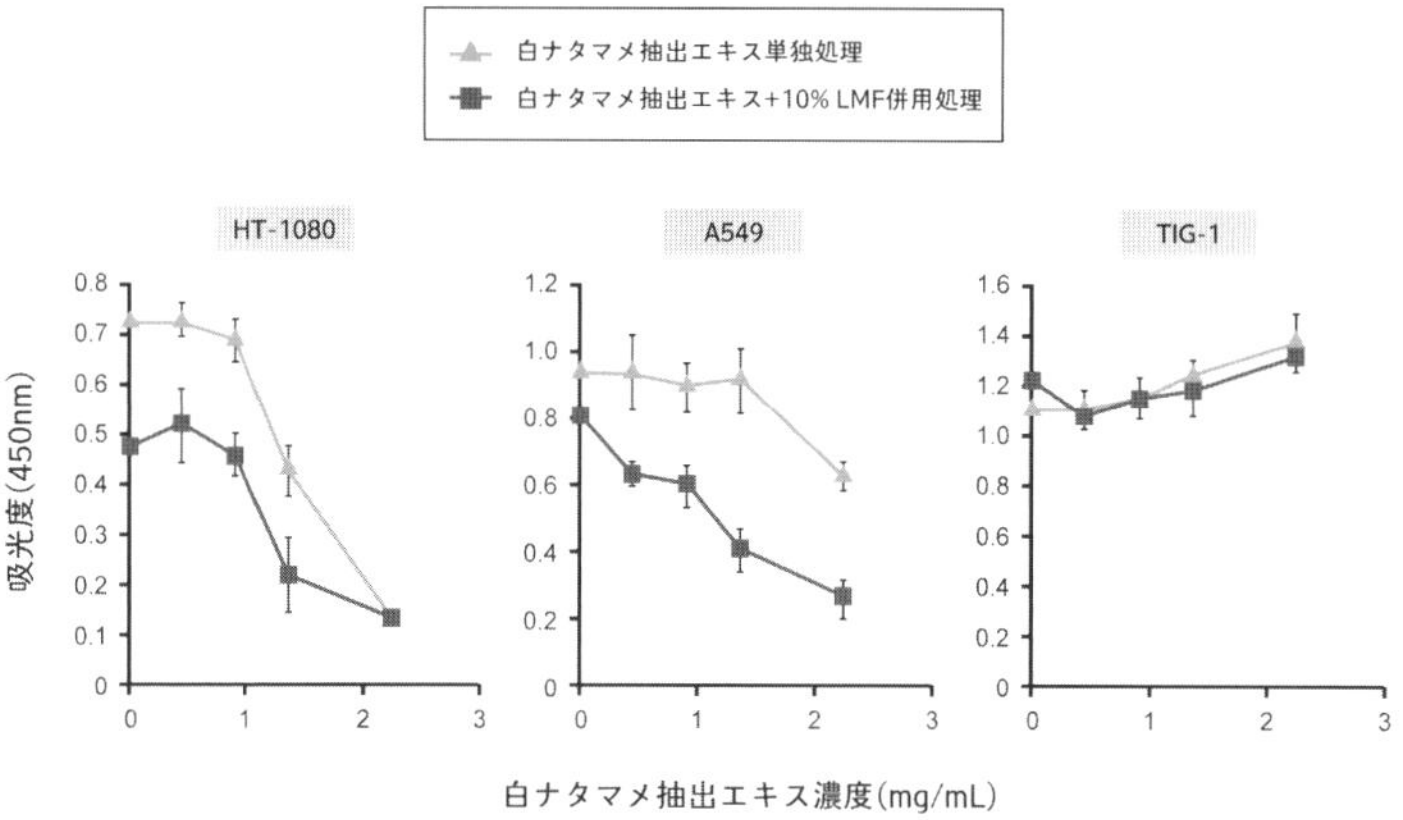

白ナタマメ抽出エキス添加LMFによる細胞死誘導効果

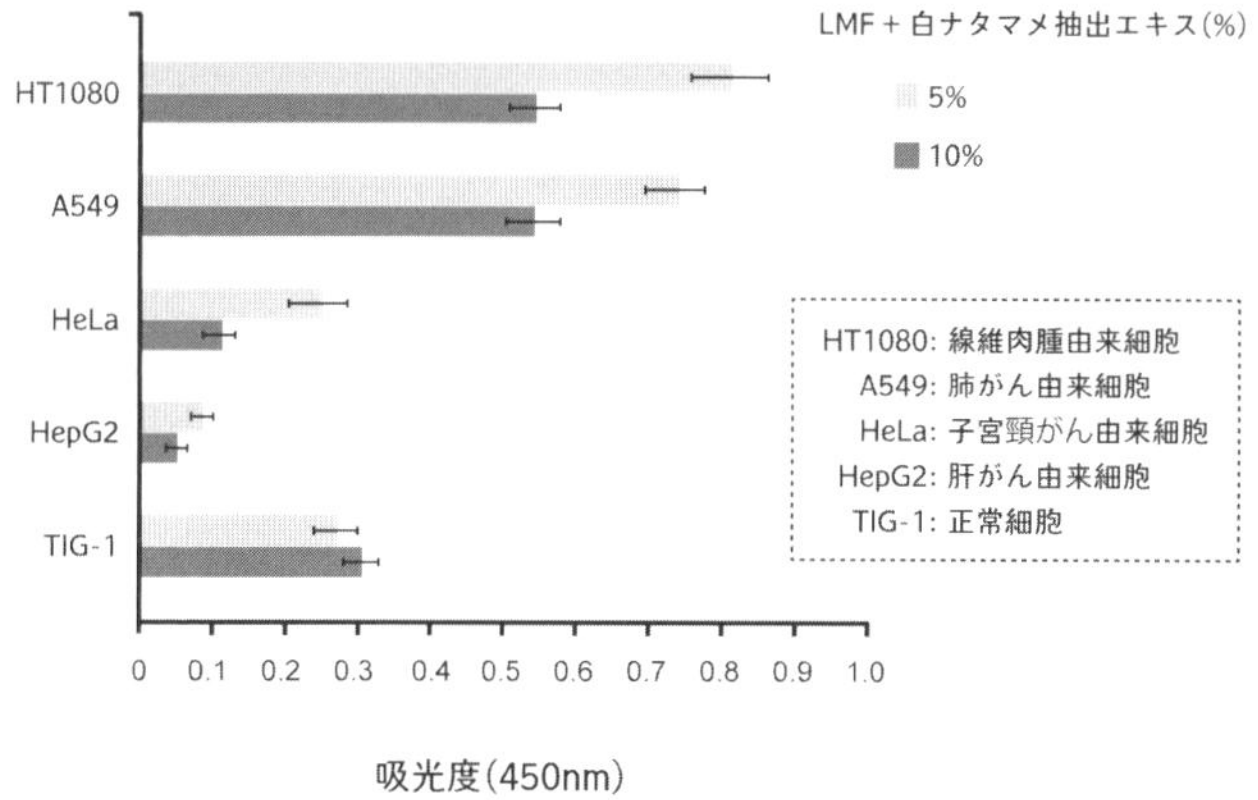

（吸光度（450nm）の低下は生きている細胞の減少を意味します）

ます。一方、正常細胞の場合、死滅率が上がるどころか、むしろ生存率が上がって（＝活性化して）います。

パーフェクトながん治療に向けて

■コンカナバリンAと低分子化フコイダンの相乗効果によるがん治療の新たな可能性

がんという細胞は、本来はアポトーシス（細胞の自然死）すべき細胞が、「無理矢理生きのびて」悪事を働いている状態。いわば、「悪者が正義よりも勝って体を支配している特殊状態」なわけです。なぜ、死滅すべき細胞が「無理矢理生きのびて」しまっているのか。染色体異常が引き金となっていることまではわかっていますが、ではなぜ染色体異常を起こしてしまうのかという根本原因については、いまだはっきりと解明されていません。

私が推測するに、低分子化フコイダンやコンカナバリンAは、この「がん細胞が無理矢理生きのびてしまっている根本の原因」の部分に作用しているのではないかと思っています。一度無理矢理生きのびてしまったがん細胞を、本来のアポトーシスに「戻して」あげていることがうかがえる実験結果から、私はそのような仮説を抱いています。

これから私たちは、低分子化フコイダン、コンカナバリンAががん細胞に及ぼしているメカニズムをより深く追求していきたいと考えています。その先に、人類の永遠の課題であった《パーフェクトながん治療》の実現があることを信じて。

■研究は続く　―　ＬＭＦ（低分子化フコイダン）研究会の活動

私たちは、低分子化フコイダン、白ナタマメエキス添加低分子化フコイダンに関するさらに高い精度の研究を継続し、臨床的エビデンス（科学的根拠）を構築するために、

２０１１年に、「ＬＭＦ研究会」を発足いたしました。２０１１年12月に第１回「ＬＭＦ研究会」を岡山で開催して以来、年２回の頻度で定期開催し、参加医師による臨床例の発表、多施設連携による臨床研究の計画と実施、研究成果の学会、論文発表などの活動を行っています。

　発足当時、医師・研究者合わせて９名だった当会は、２０１６年２月に開催された第９回ＬＭＦ研究会では、医師・研究者合わせて38名の会に成長しています。

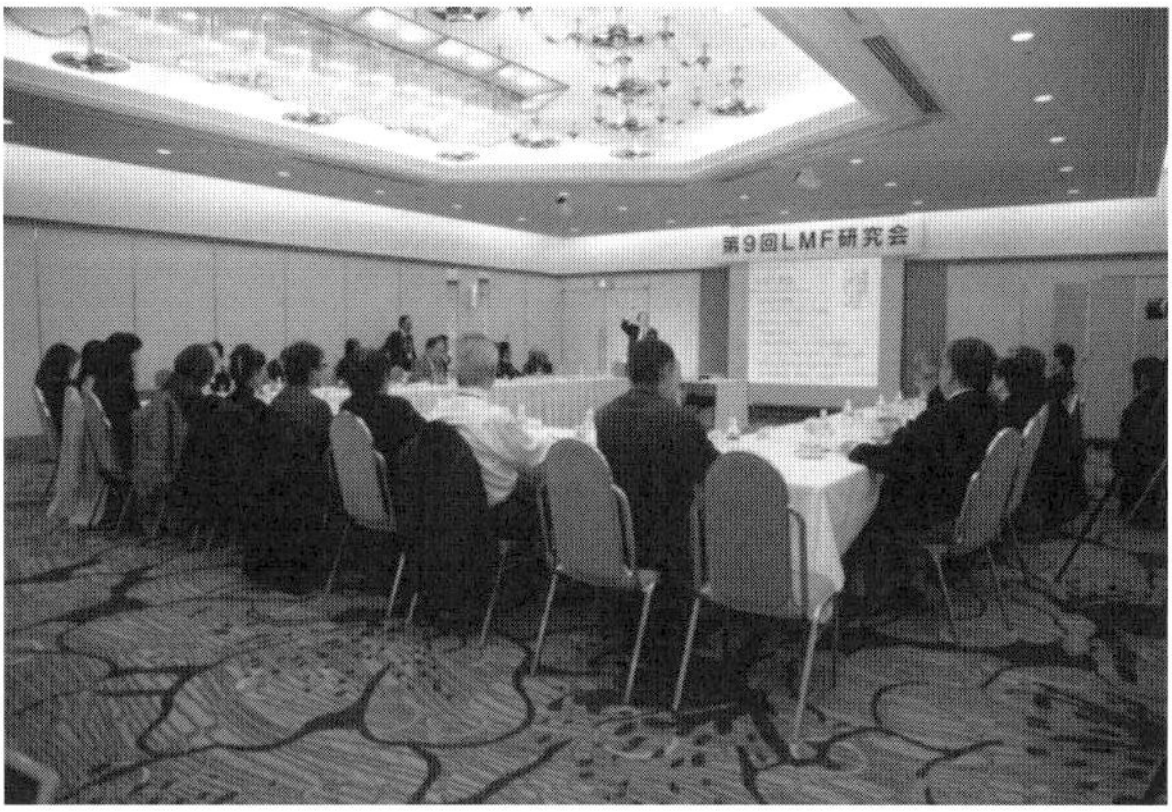

【ＬＭＦ研究会の活動を基にした学会発表】

２０１５年10月　名古屋国際会議場
第74回日本癌学会学術総会
演題：An exploratory investigation for anti-inflammatory effect of low molecular fucoidan (LMF) on advanced cancer patients.

２０１５年10月　国立京都国際会館
第53回日本癌治療学会学術集会
演題：進行癌患者に対する、低分子フコイダンによる抗炎症作用とＱＯＬに関する探索的検討

２０１５年11月　アメリカ合衆国　ボストン
第12回国際ＳＩＯ会議（国際統合腫瘍学会）
演題：Exploratory study on Anti-inflammatory effect and QOL by low molecular fucoidan (LMF) for advanced cancer patients in Japan.

２０１５年12月　埼玉県　川越東武ホテル
第28回日本バイオセラピィ学会学術集会総会
演題：進行癌患者に対する低分子フコイダン（ＬＭＦ）の抗炎症作用に関する探索的検討報告

２０１６年６月17日
国立京都国際会館 スワン
第21回日本緩和医療学会学術大会
演題：進行癌患者に対するフコイダンの抗炎症作用および
ＱＯＬに関する探索的検討報告

２０１６年６月23日～25日
オーストラリア　アデレード
ANNUAL MEETING ON SUPPORTIVE CARE IN CANCER
演題：EXPLORATORY STUDY ON ANTI-INFLAMMATORY EFFECT
BY FUCOIDAN FOR ADVANCED CANCER PATIENTS

第3部

がん治療に関する症例報告

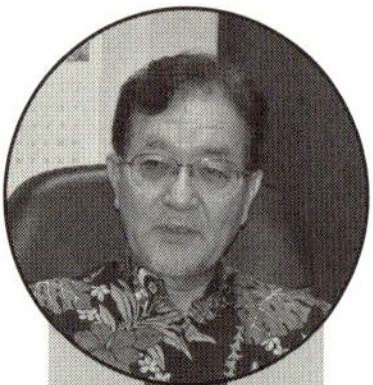

沖縄県／宜野湾市

統合医療センタークリニックぎのわん 院長

天願 勇 先生 からの報告

症例1

肺腺がん

68歳 女性

宜野湾市に住む主婦、Ａさん。毎朝、新聞配達をするなど健康そのものでしたが、２００９年の暮れに咳が続き、翌年１月には、腕に力を入れようとしても思うようにいかないことも多くなり、ある病院で検査を受けたところ、２月に肺がんの宣告を受けました。「だいぶ進んでいますから、全身検査しましょう」と言われ、ＰＥＴ・ＣＴ検査を受診し、検査結果が出たのは３月。その際、肺腺がんの宣告を受け、全身のリンパに転移の可能性があり、医師からは「半年ももたないでしょう」と余命宣告されました。

医師の説明に専門用語が多すぎて不安になったＡさんは、自分にとってもっとわかりやすく、真実を伝えてくれる病院はないのかと思案しました。娘さんも「セカンドオピニオンを求めてみたら」と勧めたため、当院を受診されました。データを拝見すると、確かにAさんが末期がんであることはまちがいありませんでした。腫瘍熱があり、免疫力も衰弱していました。

Aさんの治療に主治医が使用を考えていた抗がん剤は、イレッサ、タルセバ、アバスチン、シスプラチンなど、いずれも強力な抗がん剤。これらのうち、シスプラチンなどは低分子化フコイダンと好相性であることが九州大学の白畑教授の研究結果によりわかっていたため、抗がん剤との相乗効果を高めることや、副作用を抑えることを目的に、低分子化フコイダンの飲用を推奨しました。Aさん自身も納得し、１日３００cc、それを３回に分けて翌週から飲み始めました。

低分子化フコイダンを飲み始めたあと、Aさんは１回目の抗がん剤治療を受けました。１回目は吐き気や頭痛などに襲われましたが、翌日からは吐き気がなくなり、３、４回目はさらに症状も軽くなりました。食欲もわき、「想像していたより、抗がん剤の副作用はずっと軽くて済みました」と、ホッとした様子で話していました。

それから、約3年以上経ちますが、Aさんはお元気です。マイカーに乗って、89歳になる母親の病院への送り迎えや、孫たちの送り迎えをし、家族の食事の支度など、毎日精力的に生活しています。その後も抗がん剤と低分子化フコイダンを併用した治療を続けていますが、以前はひどかった体の痛みもなく、食欲もきちんとあり、一見してがん患者とは思えないほど。いわんや、3年前に余命半年の宣告を受けたと誰が信じるでしょう。（2013年取材時の原稿をそのまま掲載しています）

コメント

Aさんにこのような「奇跡」を起こしたものは何か。その最大の要因は、「明るい家族」です。とにかく、Aさん及びAさんの娘さんをはじめ、周りの人々は、皆楽天的で明るい。

Aさんには4人の子供がおり、お孫さんが8人いらっしゃいまして、家の中はいつも賑やかなようです。特に幼いお孫さんは、母親（Aさんの娘さん）が働いているため、日中はAさんが面倒を見ています。ご飯をつくり、送り迎えをし、お風呂に入れる……Aさんいわく「毎日笑ったり怒ったりと、気づくと病気のことなんか忘れてます。だって、私が元気じゃなかったら孫たちはどうなるんですか」と。つまり、Aさんには孫たちを育てるという大きな「生きがい」がある。そのことが、がんと戦う大きな「戦力」になっているのです。

がん患者さんを診る際、私は、三つの点における「戦力」を分析します。一つ目は食事。ちゃんとした食事がとれる状況にあるかどうか。二つ目は睡眠。不安のない清潔な環境での睡眠が可能かどうか。そして、三つ目は、ちょっとした楽しみや希望、いわば「生きがい」があることです。これら三つは、本人の頑張りだけでは決してつくれず、周囲のサポートがあってのことです。Aさんの場合、この三つの戦力が見事にそろっていたために、「奇跡」が実現したのです。

娘さんたちの物心両面にわたるサポートも非常に大きいと思います。Aさんをできる限りいきいきした状態にさせてあげる。一緒に買い物に行こうと誘い、旅行に行きたいと言えば連れて行ってあげ、○○が食べたいと言えば食事に連れて行ってあげる……そんな日々の小さな楽しみを実現できることを大事にしてあげているのです。

私も聞いて驚いたエピソードがあります。Aさんの誕生日を迎えるにあたり、娘さんたちが誕生日プレセントに何が欲しいか尋ねたところ、車が欲しいとおっしゃったそうです。母や孫たちの送り迎えをするための自分の車が欲しい、と。それで娘さんたちは、軽自動車をプレゼントしたそうです。この「前向きさ」「明るさ」こそが、Aさんに奇跡をもたらしたにちがいありません。

症例2　前立腺がん

82歳　男性

2010年6月、PET検査を受診し、前立腺がんであることが判明したBさん。仙骨や肋骨にも転移が認められ、翌7月からホルモン療法を開始しました。セカンドオピニオンを求め、9月に当院を受診された時には、すでにホルモン療法により、良好な結果が出ていましたが、頻尿や血尿の症状が見られたこともあり、奥様と一緒に来院されました。

骨の痛みを心配したBさんは、「これからの人生は、がんに苦しんだり怖がったりすることなく、自分の思い通り、自由に生きていきたい。つらい治療で時間を使いたくないんです」とおっしゃっていたので、私はもっとリラックスしていただこうと思い、「奥様と旅行などへ出かけられたらどうですか。あまり神経質にならず、もっと人生を楽しんでください」とお話ししました。確かに、Bさんは治療に対して頑張りすぎ、肩肘を張られていたようで、私の言葉を聞いて、少しホッとした表情をされました。ホルモン療法と併用し、1日300ccの低分子化フコイダンを飲用しつつ、ミネラル・ビタミン・アミノ酸のサプリメントを飲んだり、食事療法をとり入れたりしたことで、治療の効果はぐんぐんアップ。ALP（アルカリホスファターゼ）は、2010年8月に3880

にまで上がりましたが、低分子化フコイダン飲用後の同年11月には、２８２にまで減少。２０１１年10月には１７９と、正常範囲内を維持するようになりました。

また、前立腺がんの腫瘍マーカー（ＰＳＡ）も、２０１０年６月には３５３もあったのに、同年８月には２６・２、９月は１・３７と顕著に下がり、10月には０・０２５と安定した状態を保つようになりました。症状が安定していたため、低分子化フコイダンの飲用量も１日１５０㏄に減らしました。

初めて当院を訪れた頃は、がんに対して神経質になっていたＢさんも、「旅行や畑仕事など、気楽に楽しく過ごしていたら、転移した骨の痛みも和らいできたんです」と、にこやかな表情をとり戻しています。運動療法を兼ね、近くのスポーツジムに通って汗を流すことを日課にするなど、規則正しい健康的な生活を送られています。

コメント

Ｂさんが、がんの進行を抑え、健康状態を維持できているのは、がんの治療に対してＢさんが前向きに取り組んでいるのはもちろん、毎日の食事に気を配り、献身的にご主人を支えている奥様の愛情があってこそだということも、忘れてはならないと思います。

Ｂさんは、今もホルモン療法と低分子化フコイダンを併用した治療を続けています。

私は、低分子化フコイダンの一番よいところは、患者さんに「元気な時間」をつくってくれることだと思っています。副作用を軽減し、免疫力を上げてくれる低分子化フコイダンは、そのことによって、「笑う時間」や「食べる時間」を生み出してくれます。そして、そのことががんと戦う大きな戦力になるのです。

私は「がんと戦う」という言い方をします。生まれてから約69年、医師になってから約45年が経つ私の人生は、そのほとんどを「がんとの戦い」に費やしてきました。

私が11歳の時、母はがんで亡くなりました。母を奪ったがんをやっつけたい――その一心から医師になることを志しました。大学を卒業し、沖縄県立中部病院、東京の国立がんセンター中央病院、千葉の亀田総合病院等で、外科医としてメスをふるいました。しかし、ステージが進行しているがんの場合、いくら切っても転移を抑えることができません。日本最高峰のがん専門機関と言われる国立がんセンター中央病院でさえも、がんを根治することはできませんでした。そして、私に大きな転機が訪れました。2005年、またしてもがんに、今度は妻を奪われました。52歳でした。西洋医学の限界を痛感し、統合医療に可能性を見いだし現在に至るのは、最愛の身内2人をがんで亡くしたことが原点となっています。

がんと戦い続け、最近になってようやくわかったことがあります。それは、がんはいたずらに叩こうとしても無意味だということです。攻撃されたがんは、そのぶん反抗的になり凶暴なキバを向けます。ある意味、がんは非常に人間的な反応をするのです。だから、がんを叩き潰そうとするではなく、がんとの共存を前提としながら、言い換えれば、がんとうまく付き合いながら生きていくという考え方が大切なのです。

私にとってかけがえのない二つの命を、がんで失いました。一方で、統合医療をとり入れるようになってから、以前の自分では救えなかった命を救えたこともたくさんあります。私の妹がその一例です。妹は1985年に一度乳がんの手術を受けました。早期発見と手術が奏功し、術後の転移も見られませんでした。ところが2009年、反対側の乳房に大きなスキルス性のがんが見つかったのです。転移を防ぐためと、手術を選択した際に自然治癒力を高める狙いから、1日300ccの低分子化フコイダンを飲ませました。同年3月に手術を受け、術後の経過も順調で、抗がん剤は一切使用していません。7年経った今、妹は食事と運動に注意して、毎日の生活を楽しんでいます。

がんとの戦いはこれからも続きます。私のクリニックには、大病院で「もう治療の施しようがありません」と言われ見放された「がん難民」の方々が何人もいらっしゃいます。そんな患者さんに出会うたびに私は思います。そのような患者の希望を失わせることを、医師としてなぜ言えるのだろうか、と。患者に希望を与えることのできない医師は医師ではない、と私は思います。

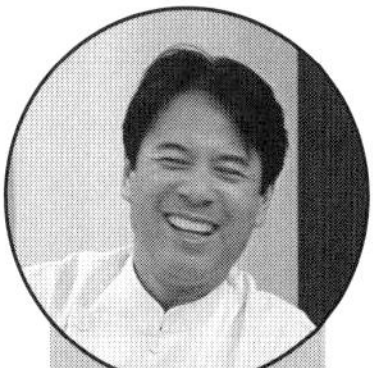

岡山県／岡山市

川口メディカルクリニック 院長
川口 光彦 先生 からの報告

症例1

前立腺がん

65歳 男性

Aさんに前立腺がんが発見されたのは、２００８年の冬。すでに脊髄３カ所の他、肺にまで転移し、「すぐに治療を開始しなければ」と、12月から抗がん剤治療を受けられていました。抗がん剤の他にもっとできることはないかと、あれこれ探されていた時、「低分子化フコイダンが、がん治療に有効だ」という話を耳にされ、当院を訪れました。九州大学の白畑教授の研究に基づき、抗がん剤を低分子化フコイダンと併用する治療を始めていただきました。

ホルモン療法を受けられるというため、低分子化フコイダンの飲用量は１日４００cc

を提案。すると、飲み始めてから1カ月で腫瘍マーカーが激減し、当初は３６０もあった数値が０・５にまで下がりました。また、低分子化フコイダンを飲み始めて３カ月後に画像検査を行うと、肺に転移していたがんが50％も縮小していることがわかりました。

コメント

抗がん剤を併用しているとはいえ、腫瘍マーカーが３６０から０・５に減少するというのは、通常の治療ではなかなか見られないケースです。また、肺に転移したがんが半分に縮小したという例も非常に稀で、抗がん剤治療を行っている主治医の先生も私も、「抗がん剤やホルモン療法だけでは、ここまでの効果が見られなかっただろう」と考えています。科学的な根拠がないとはいえ、低分子化フコイダンがこうした変化に影響を与えたのではないかと推察されます。

症例2 肺がん

48歳　女性

Bさんが、頻繁に咳が出るなど体に異常を感じたのは、2008年8月のこと。しかし、たいしたことはないだろうと医療機関には行かず、そのまま放置していましたが、翌年2月、症状が悪化したため検査をしたところ、肺がんであることが判明。しかも、比較的進行の早い大細胞がんというもので、すぐに抗がん剤治療を開始することになりました。

しかし、抗がん剤の副作用は思った以上に激しく、食欲不振に悩まされます。何か他に方法はないだろうかとBさんから相談を受け、研究結果や症例から抗がん剤の副作用に効果が期待できる低分子化フコイダンの摂取を、5月から勧めました。摂取量は、1日400ccです。

飲む前は、ほとんど寝たきりの状態が続いていたのですが、飲み始めて翌日には、布団から起き上がれるようになり、その後も驚くほど順調に回復。4カ月後に検査を行うと、7・0だった腫瘍マーカーが1・27にまで低下していました。さらに、右の肺にあった腫瘍も直径2㎝から1㎝に縮小し、つらかった胸水もなくなり、家事がこなせるまで体調が戻りました。

コメント

低分子化フコイダンは抗がん剤治療との併用において効果が高いことは、白畑教授の基礎研究等からもわかっていたことですが、Ｂさんの場合、興味深いのは、低分子化フコイダンを飲んだ翌日から元気になられたということ。これは、患者さんのＱＯＬ（生活の質）の向上という点において、特筆に値します。低分子化フコイダンそのものががんに作用しているのか、それとも抗がん剤との相乗効果なのか、判断はまだできませんが、抗がん剤と低分子化フコイダンを併用することで、抗がん剤の効果が倍増しているような印象を受けました。

飲み始めてから3カ月後、当院へ来られましたが、顔色もいきいきとして、とても元気なご様子に、私のほうがびっくりしました。低分子化フコイダンと抗がん剤の相乗効果については、まだ明確に解明されていませんが、「抗がん剤と低分子化フコイダンを併用することで、抗がん剤の効果が倍増する」という思いを新たにしました。今後も、「抗がん剤の補助剤として、低分子化フコイダンは有用である」という症例を集めていきたいと思っています。

症例3 胆管細胞がん＋肝臓転移

73歳　男性

定期健診で腫瘍マーカーの数値が40になり、その翌年には117まで上昇したCさん。精密検査を受けたところ、胆管細胞がんとの診断を受けました。2009年5月に手術を受け、一旦は快方へ向かったものの、退院から1カ月経過した時に肝臓と肺に転移していることが判明。Cさんは、「がんを克服したと思ったのに……」とショックを受け、同時に、大学病院の主治医に対しても不信感を抱き、当院に来られました。検査結果を見て、「状況は確かに厳しいですが、頑張って手を尽くしましょう」とお話しし、低分子化フコイダンの飲用をお勧めしました。

以降、Cさんは1日400㏄の低分子化フコイダンを飲み続け、1カ月後に受けたCT検査では、肝臓と肺への転移が消滅していることがわかりました。大学病院の主治医も驚いていたそうです。低分子化フコイダンを飲んでいることを伝えると、「真偽のほどはよくわかりませんが、検査結果を見る限りよいもののようなので、飲み続けてみてください」とお話しされたそうです。

2010年4月までは、念のため抗がん剤治療を続けておられましたが、抗がん剤TS―1を1クール投与した後、強い副作用に見舞われたため、服用を中止。その後は、低分子化フコイダンや漢方薬だけに絞って体調を管理していらっしゃいます。

結果的に転移したがんが消えており、大学病院の主治医は「これだけの治療結果が出るのはとても稀なケース。今回の症例は、抗がん剤単独の効果とは言い切れないのではないでしょうか」とおっしゃっているそうです。

コメント

Cさんの場合、後半は低分子化フコイダンだけで経過観察を行いましたが、副作用により中止するまでは抗がん剤を投与していたため、低分子化フコイダンの効果だけで腫瘍が消滅したと判断するのは早計ですが、大学病院の主治医が「これだけの治療結果が出るのは極めて稀なケース。今回の症例は〝抗がん剤単独の効果〟とは言い切れないだろう」とおっしゃっていたように、低分子化フコイダンにがん治療効果が期待できることは確かであると思われます。

ここに紹介した3名の方に共通していることは、西洋医療と代替医療を組み合わせた統合医療が、がん患者さんに最も必要な「心のケア」を大きくサポートをしたという点です。

私は、兵庫医科大学を卒業後、岡山大学第一内科に入局。研究医としていくつかの病院に勤務したあと、再度岡山大学に戻って、肝細胞培養の研究で博士号を取得しました。その後、１９８９年に岡山県の北部にある津山中央病院内科に赴任し、多くの肝臓病患者さんと向き合いました。そのなかで実感したのは、「肝臓の病気は治りが悪い」ということでした。全力を尽くして治療をしても、完治にもち込める確率は極めて低いのが現実。患者さんの約1割が肝臓がんを発症していくのを見て、現代医学の限界を感じるようになりました。現代医学の治療法だけではなく、もっとちがうアプローチがあるのではないか――そんな思いから、標準治療の枠にとらわれず、東洋医学も伝統医学も考慮に入れて、一人でも多くの患者さんを治したいと思ってまいりました。

そして、２００６年に川口内科副院長に就任したのをきっかけに、本格的に統合医療に着手するようになりました。しかし当時の私は、サプリメントには反対派でした。肝臓は体の中でも主要な代謝臓器。特定成分を過剰摂取することで肝臓に大きな負担をかけるサプリメントなんてとんでもない、と思っていました。

しかし、そんな時、私の尊敬する医師、肝臓治療のエキスパートとして世界的にも知られている真島康雄先生が、がん治療に低分子化フコイダンを用いていることを知ったのです。真島先生が使っているのならば、低分子化フコイダンについて調べてみる価値があると直感し、さっそく真島先生と連絡をとり、自院への導入を決めました。九州大学の白畑教授により10年以上にわたる研究報告にも裏づけられているように、低分子化フコイダンは大きな可能性を秘めたサプリメントであることにはちがいないでしょう。

―2009年―

5月28日　岡山大学病院にて胆管がんにより胆管、肝臓の45%、胃1/5摘出手術

9月24日　岡山大学病院にて肝臓、肺への転移発覚

9月30日　セカンドオピニオンを求め、初回来院

10月3日　低分子化フコイダン400cc/日の飲用開始

11月5日　肝臓と肺への転移が消失

[肝臓 CT]

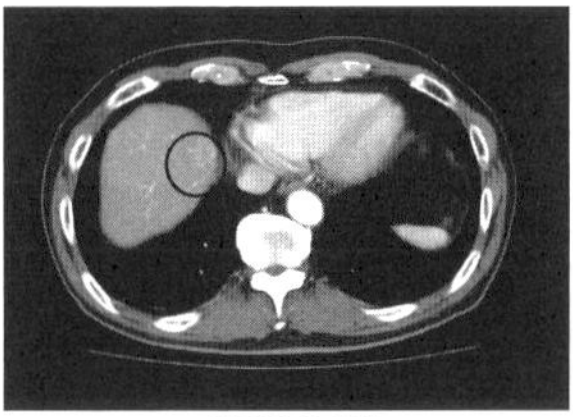
2009.9.24

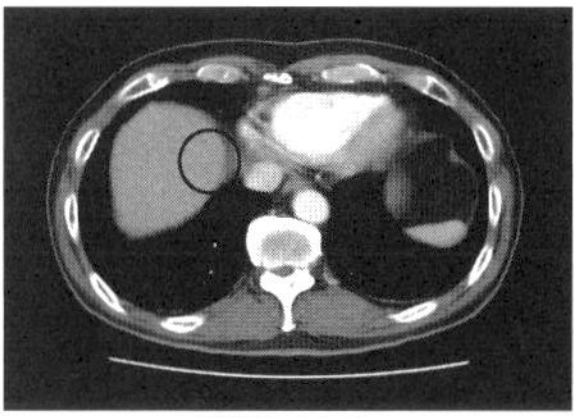
2009.11.5

[肺 CT]

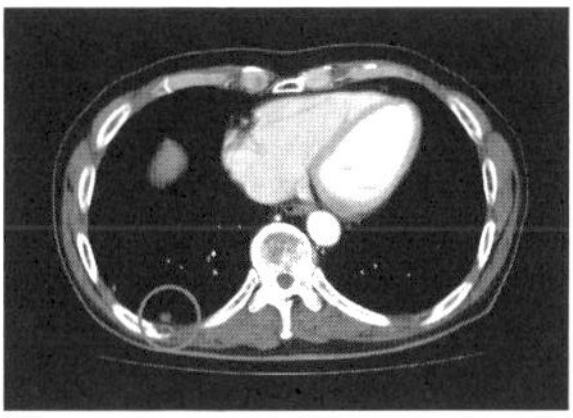
2009.9.24

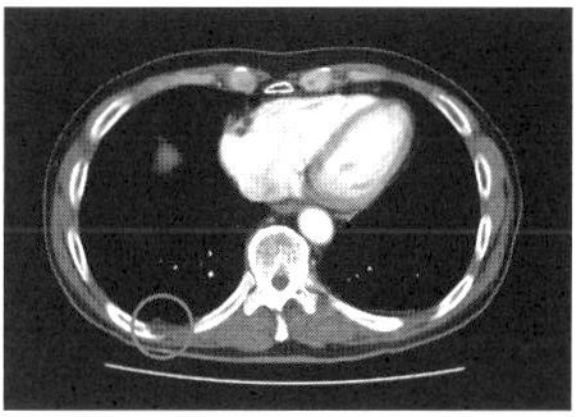
2009.11.5

吉田医院 院長

吉田 年宏 先生 からの報告

大阪府/大阪市

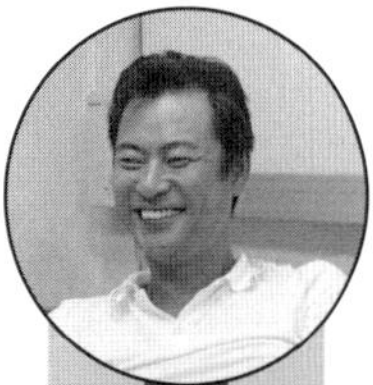

症例1

頸部食道がん

73歳 女性

Aさんのご主人が当院に最初に相談にいらしたのは、Aさんが抗がん剤による食道がんの治療を始めたあとでした。

頸部食道がんが見つかった当初、Aさん主治医の治療方針は「すぐに手術すべき」というものでした。しかし、その手術は十数時間に及ぶかもしれない大がかりなものであり、抵抗力のない患者さんの場合、最悪、死に至ることもあるというものです。しかも、Aさんが患っている頸部食道がんの場合、手術をすると声帯を取られるうえ、術後の余命も1年から1年半というところでしょう、との説明を受けたのでした。この主治医の言葉にAさんのご主人は憤り、手術を断固拒否しました。結果、抗がん剤と放射線による治療を行うことになり、治療開始直後に、セカンドオピニオンを求めてご主人が当院へいらっしゃいました。

Aさんのご主人は、主治医が提示した治療方針を断固として断り別の治療法を選択したことに対して、心中ではかなりの不安があったにちがいありません。私は、手術のリスクが非常に高いと判断し、放射線と抗がん剤による治療を選んだAさんご夫妻に、「お二人の選択はまちがっていませんよ」とお伝えしました。すると、Aさんのご主人も、もともと奥様に低分子化フコイダン療法を行わせてやりたいというご希望をもっていらっしゃったため、低分子化フコイダンは抗がん剤と併用することにより、副作用が軽減し抗がん剤の効果も上がるケースが多々あることを説明し、用法・用量等の計画を綿密に立て、化学療法と併用することにしました。

結果、抗がん剤を２クール、放射線30回終了時点で、腫瘍の大きさが４㎝から1・5㎝に縮小。主治医は、この時点でも再度、手術を行うようAさんご夫妻に勧めたそうですが、ご夫妻は拒否しました。抗がん剤治療を継続すると、やがて、腫瘍が確認できないまでに改善。心配していた抗がん剤による副作用も一切なく、その後は経口の抗がん剤を継続する自宅療養に切り替わったそうです。

コメント

Aさんの回復例は、低分子化フコイダンという代替医療をうまく治療にとり入れ、抗がん剤治療を開始して約2カ月のうちに腫瘍マーカーが大幅に下がり、日常生活へ復帰された患者さんの好例です。

私は、低分子化フコイダンが「可能性天然物質」というカテゴリーに属していることから注目しています。したがって、患者さんの症状を見て的確だと判断した場合、低分子化フコイダンの飲用を推奨しています。「可能性天然物質」とは、私がこれまでの研究や症例から独自に整理し、名づけた価値基準であり、西洋医学を支え、その効果を促進する統合医療のなかで、今後、最も着目すべき分野だと考えています。

「可能性天然物質」の基準としては、次の五つが挙げられます。

①　日本人が常食にしているもの
　古来から日本人の体によいとされ、食べ続けてきたもの

②　薬の効能書きに記載されていないもの
　飲み合わせがなく、どんな薬とも併用しやすい成分であるもの

③　化学合成物質でないもの
　化学合成をしていない、天然成分のみで構成されている物質

④　試験管内では明らかな効能があるもの
　人工的に構成された条件下で実験され、効能が認められたもの

⑤　今後の臨床試験の対象になり得るべきもの
　すでに医療現場で使われていて、創薬の可能性がある新たな成分

こうした五つの条件に合致するものが、「可能性天然物質（Possibility Nature Material = PNM）」と呼べるもので、今後、創薬に向けて積極的に臨床試験を行うべきだと、私は考えています。「可能性天然物質」は、単独でがんを撲滅することはできないかもしれませんが、抗がん剤への耐性を抑制することができる薬として、がん治療への希望の灯となるはずです。

現在、セカンドオピニオンを求めて弊院に来院される患者さんの数は1万人を超えて

います。そのなかには、西洋医学に見放されたいわゆる「がん難民」といわれる方たちもたくさんいらっしゃいます。私は、今でこそ統合医療をとり入れてがん患者さんの治療を行っていますが、決して最初からそうだったわけではありません。

私が医学生時代、父をがんで亡くしました。それから、私とがんとの闘いが始まりました。大学を卒業後、近畿大学付属病院で約10年間、消化器がん専門の外科医として勤務し、数多くのがん患者さんを診てまいりました。手術で開腹したものの、手の施しようがなく、そのまま縫い合わせてあとは抗がん剤や放射線に頼るしかない――そんなケースを何例も経験しました。医療技術がどれほど進歩しても、いまだに進行がんや末期がんを根治する方法が見つからない現実を目の当たりにし、西洋医学の限界を感じずにはいられませんでした。しかし、何としてでもがんの発生要因を突き止め、新たな治療法を生み出したいという思いが消えることはありませんでした。

１９９８年、がんの早期発見や予防医学に目を向けた地域医療を目指し吉田医院を開業。がんにならないための食事や生活スタイル、それぞれの患者さんに適した治療法等をアドバイスするなか、知人の紹介で低分子化フコイダンに出会いました。当初、代替医療にあまり関心がなかった私は、低分子化フコイダンにもあまり興味をもってはおりませんでした。しかし、低分子化フコイダンが、アポトーシスといわれるがん細胞自らが命を絶つ自滅作用を助長する働きがあるというデータを見て、私は俄然低分子化フコイダンに関心を抱くようになりました。私は、大学病院勤務時代、がん抑制遺伝子「p53遺伝子」の研究を行っていました。p53遺伝子は、別名はアポトーシス関連遺伝子といわれ、低分子化フコイダンは私の研究対象に相通ずるものがあったのです。また、低分子化フコイダンには免疫力強化作用、血管新生抑制作用もあることを知り、さらに関心が高まりました。九州大学の白畑教授による基礎研究データもあり、安全性も実証されていたため、がん治療に使ってみてはどうだろうと思うようになりました。

抗がん剤と低分子化フコイダンを併用することで、腫瘍マーカーの値の減少、腫瘍の縮小や消失、副作用軽減等のQOL向上など、多くの症例が確認できました。以来、抗がん剤単体の治療をするよりも、低分子化フコイダンを併用した方が有効である可能性が高いという考えをもつようになりました。２００９年秋から、白畑教授と共に研究を続けており、２０１０年の第69回日本癌学会学術総会にて「抗がん剤と低分子化フコイダンの併用効果」を発表いたしました。

低分子化フコイダンのがん治療に対する効果については、これからも追究していきたいと考えています。

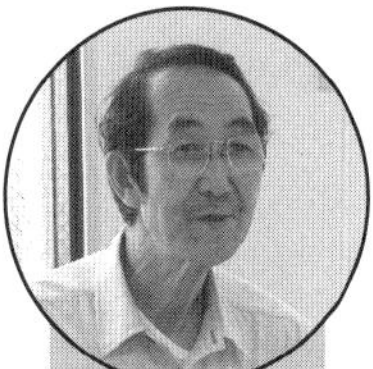

鹿児島県／鹿児島市

NPO法人 統合医療と健康を考える会 特別顧問
元（財）癌研究会癌研究所所属　医学博士
堂福 隆一 先生 からの報告

症例1　肺腺がん

65歳　男性

Aさんが鹿児島県厚生連病院呼吸器科で「肺腺がんです。脳にも転移しています」と告知されたのは、2005年3月。当時、すでにステージ4の状態だったため手術は行われず、抗がん剤タキソールと放射線で治療を始めることになりました。

同時に、Aさんは「もっと他にできることがあるなら、何でもやってみたい」という強い意志をもっており、同年6月、〈NPO法人統合医療と健康を考える会〉へ相談に来られました。今までの治療に加え、低分子化フコイダン等総合サプリメントの飲用による代替医療の治療も始まり、ステージ4にもかかわらず、ますます意欲的にがん治療を頑張る姿勢が見られました。

その後の検査結果を見ますと、がんは左肺上葉の広い範囲（10㎝×7・5㎝）にわたっており、脳にも2カ所転移していました。即刻、抗がん剤と放射線による治療を開始。脳の腫瘍については、開頭して切除するのではなく、多方向から一定量の放射線をかけるガンマナイフでの治療を採用しました。

低分子化フコイダンと4種類のサプリメントを組み合わせた「低分子化フコイダン等総合サプリメント療法」をスタートすると、1カ月後のX線検査では、がんの大きさは4㎝×2・5㎝と当初の半分以下のサイズに縮小。発症時には、12・5だった腫瘍マーカー（CEA）も1・5に下がりました。こうして数値という形で病状に改善が見られると、患者さんのQOLは向上し、生きる意欲も上がります。発症から6カ月後のPET検査では、肺のがんがなくなっていることがわかり、とても喜んでおられました。

翌年11月から12月にかけて、多発症脳転移治療のための全脳照射を受けるなど、治療を頑張っておられましたが次第に病状が悪化し、2007年2月に残念ながら急逝されました。

■ X線検査の画像

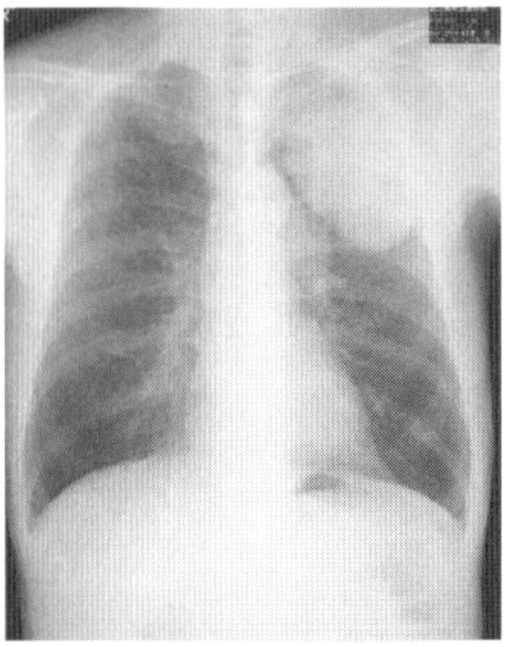

2005.3.29

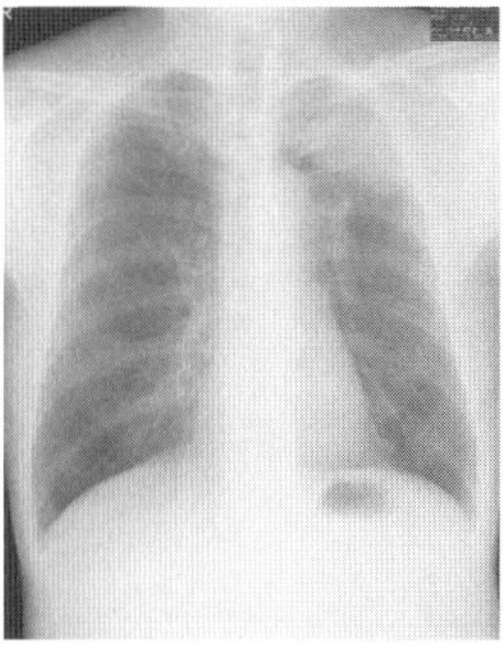

2006.4.17

■ ＰＥＴ画像

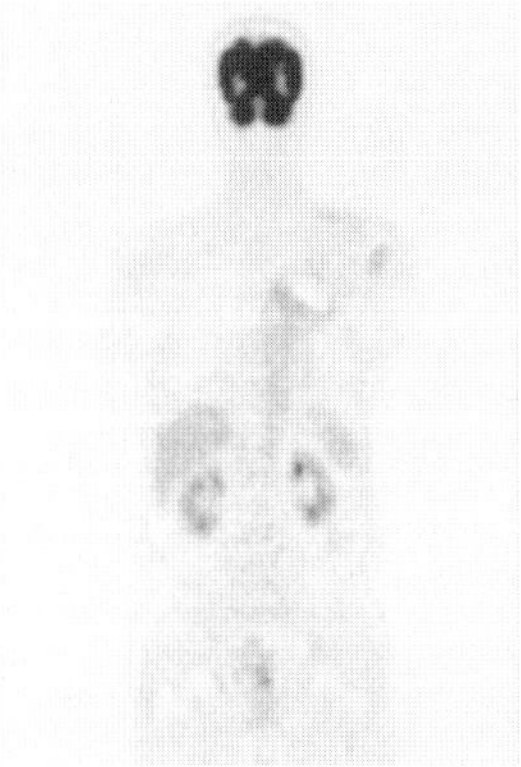

2005.10.15

症例2

膵頭部がん

72歳　男性

　Bさんが、黄疸症状が出たので気になり、近所の病院で診てもらったところ、「がんの疑いがある」と告げられたのが、2006年6月。すぐに入院することになりました。心配した家族とともに〈NPO法人統合医療と健康を考える会〉を訪問され、症状などをお聞きし、低分子化フコイダン療法を始めていただくことになりました。

　翌月、鹿児島大学病院消化器科で告げられた検査結果は、やはり膵頭部がん。すぐに開腹手術を行いましたが、すでに手がつけられない状態で、そのまま閉腹するしかなかったそうです。主治医からその話を聞いたBさんはかなり落ち込みましたが、なんとか自分でできることを探してがんを治療したいと思い、翌月から抗がん剤TS―1の服用を開始。同時に、副作用を軽減するためもあり、低分子化フコイダン等総合サプリメントも飲み続けていると、開腹しても手がつけられなかったとは信じられないくらい、体調も改善されたようです。

膵頭部がんは、がんの中でもっとも予後が悪く、治療困難とされています。Ｂさんの場合も、発見した時には患部の切除が不可能なほど、状況は深刻でした。抗がん剤による治療を続ける一方、低分子化フコイダン等総合サプリメント療法や食事療法などを実施したところ、当初は２１１９７だった腫瘍マーカー（ＣＡ19―９）の数値が、７カ月後には１４・９へ減少。これには主治医も驚かれたようです。

体調が良好な時期も長く続き、ご本人もご家族も大変喜んでおられましたが、２年２カ月後、胆管へステントを挿入した際の合併症により胆管の炎症がおさまらず、残念ながらお亡くなり

■ 腫瘍マーカー（CA19-9）の推移

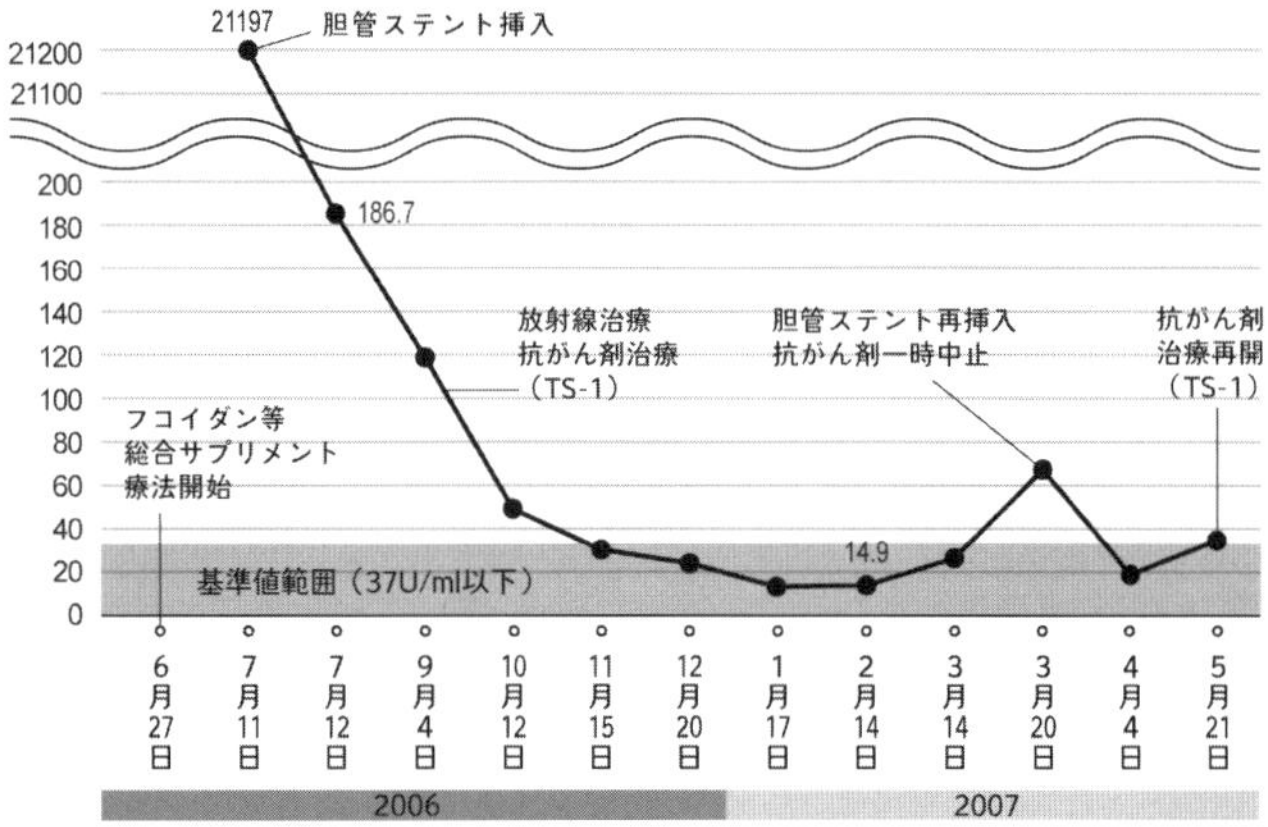

になりました。

症例3　脳腫瘍（悪性グリオーマ）

51歳　女性

Ｃさんが激しい頭痛に襲われ病院へ搬送されたのが、２００６年9月。鹿児島大学病院脳神経外科で検査を受けると、左前頭葉脳腫瘍（悪性グリオーマ）と診断されました。サイズは直径４㎝でした。翌月に手術を受け、腫瘍を摘出。術後には放射線と抗がん剤テモダールによる治療を始めました。

そんな折、Ｃさんは知人から「がん治療には低分子化フコイダンが効くこともあるらしい」と耳にし、翌年3月、〈ＮＰＯ法人統合医療と健康を考える会〉を訪問されました。症状に適した低分子化フコイダン等総合サプリメント療法や食事療法などを提案し、代替医療を始めました。その後、腫瘍も明らかに縮小し、発病後4年半を経過して、日常生活も支障なく送られていました。

頭蓋骨の内部にできる腫瘍を脳腫瘍と言いますが、この脳腫瘍にも良性と悪性があり、この患者さんの場合、残念ながら悪性でした。幸い、摘出手術は成功し、その後は抗がん剤の治療を始めておられます。それと併用し、低分子化フコイダン等総合サプリメント療法もとり入れられました。

発病3年半後には腫瘍が明らかに縮小し、穏やかな暮らしをお過ごしでしたが、残念なことに、再び激しい頭痛が出現し、その治療のために入院した病院でお亡くなりになりました。

症例4　卵巣がん

65歳　女性

2003年6月、Dさんは鹿児島市立病院婦人科の先生から「卵巣がんです」との診断を受け、早速、手術が行われました。しかし、すでに手をつけられない状態だったため、執刀医はそのまま閉腹。その後は、パクリタキセルとカルボプラチンという2種の抗がん剤を投与して、治療を行うことになりました。そんななか、統合医療を行っているクリニックへ相談したところ、低分子化フコイダン療法を勧められ、試してみることを決意。飲み始めて3カ月経つ頃には、腫瘍マーカー（CA125）の数値が11310から10・8にまで、大幅に減少しました。体力も戻り、手術可能と医師も判断。卵巣及び子宮の摘出を行いました。

術後は、低分子化フコイダンの飲用をやめて様子を見ていたのですが、その後、2006年4月に再発。「やっぱり、低分子化フコイダンの飲用が自分には合っていたのかもしれない」と思い、同年6月、〈NPO法人統合医療と健康を考える会〉を訪れ、低分子化フコイダン等総合サプリメント療法を再開しました。

最初にがんが発症した頃から低分子化フコイダンを飲用されていましたが、手術の後は休止されていました。がんの再発がわかると、「低分子化フコイダンを飲み続けていればよかった」と、大変後悔されていました。その後は、低分子化フコイダン等総合サプリメント療法だけではなく、食事療法や自然治療力を高めるためのコンニャク枇杷葉療法などの代替療法も開始されました。その後、2～3カ月後には症状が再び改善し、検査結果を見ても正常の範囲内を推移。再発から10年経った現在も毎日お元気で過ごしていらっしゃいます。

■ 腫瘍マーカー（CA125）の推移

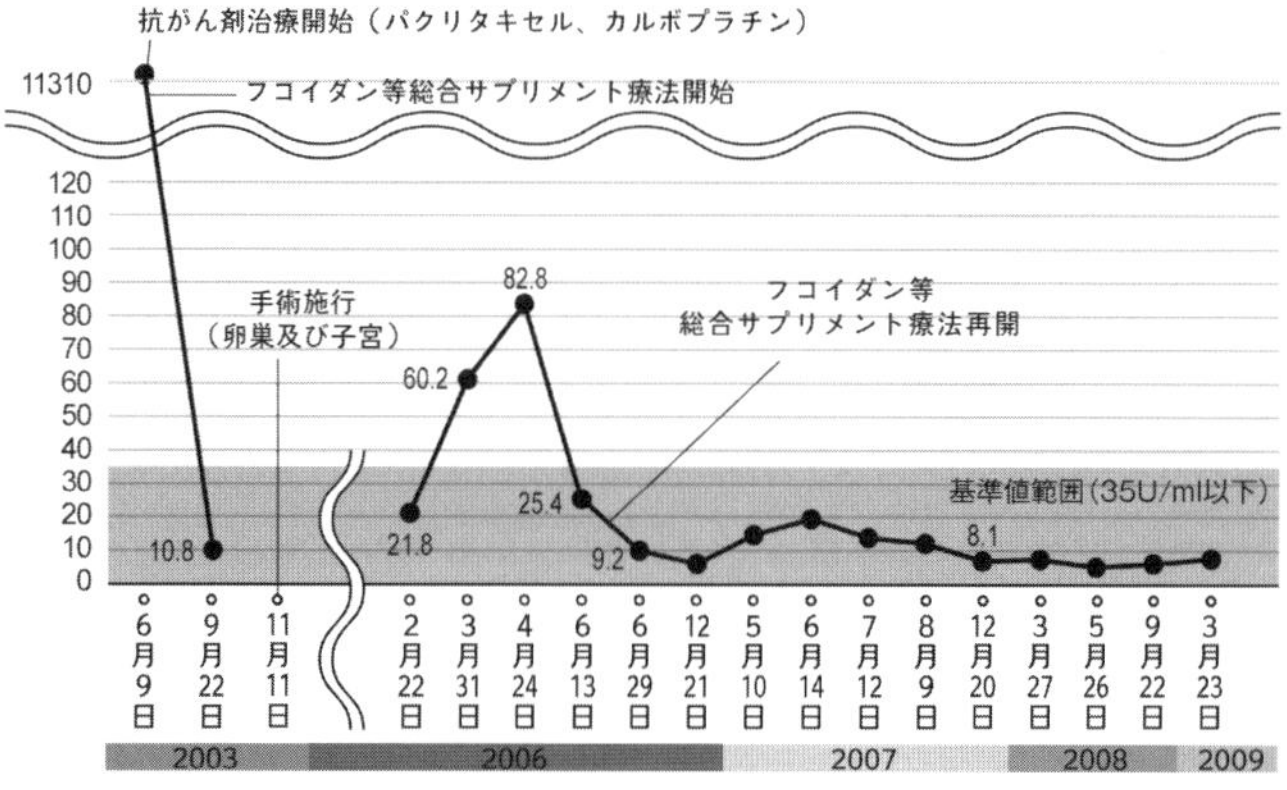

体験談

医師から直接指示を受けられると知り、低分子化フコイダンによる療法を決意

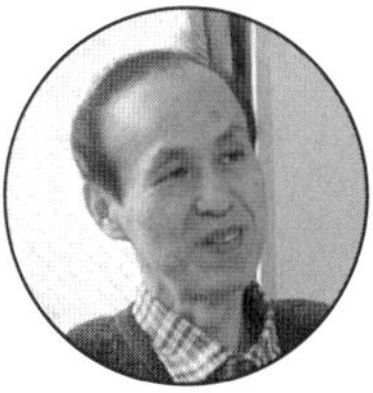

瀬戸口 拓世さん（57歳・鹿児島県）

今から21年前に受けた人間ドックで、「胃潰瘍の跡のようなものがありますね」と診断された私。当時はまったく病気知らずで、風邪もひかないくらいだったので、「まあ、大して気にすることはないだろう」と楽観的に判断し、結局、病院にも行かずじまいでした。しかし、それから10年後、人間ドックで撮影した胃のX線画像に「びらん（皮膚の上皮が破壊され、下の組織が露出した状態のようなもの）が見られます」と診断され、精密検査を受けたところ、結果は胃がん。しかも、胃がんの中でも悪性度が高いと言われるスキルス性胃がんでした。「ああ、どうしてあの時きちんと検査しなかったんだろう！」と激しく後悔しても、あとの祭り。頭の中が真っ白なまま、がんの治療がスタートすることになりました。

手術により、胃を全摘出。近くにあるリンパ節第1群にも転移していたため、手術はかなり大がかりなものでした。幸い手術は成功し、ホッと胸を撫で下ろしていたのですが、その後、リンパ節第2群への転移が判明。しかも、ステージ3aの末期と知り、再び絶望の淵に立たされました。

早速、抗がん剤治療が開始されましたが、話に聞いていた通り、副作用がひどくて生活がままなりません。とにかく体がだるく、まったく気力が出ないのです。そのうえ、治療による効果はあまりあらわれず、腫瘍マーカーの数値は高いままでストレスだけが増える一方。体がどんどん弱っていくだけでなく、心も折れそうになりました。その様子を見て、主治医から抗がん剤の種類を変更しようと提案されましたが、当時、私はすでに仕事へ復帰しており、抗がん剤を替えたところで、副作用はひどいままなんじゃないか、それどころか現在よりもっとつらくなるんじゃないかといった不安もありましたから、入院することをずっとためらっていました。

そんな時、自分の気持ちを冷静に考えてみたら、こんな想いに気づいたのです。「これ以上、つらい治療はいやだ。私はもう、抗がん剤の治療を受けたくない」。

では、どうすればいいのだろうと考え、他の治療法を自力で探すことに決めたのです。毎日、パソコンの前で「がん」「治療」などをキーワードに、がんの療法を検索する日々が続き、がんに効果があるとされる健康食品を見つけると、片っ端から試してみました。もちろん、費用が相当にかかります。しかも、そのほとんどの場合、効果ははっきりしません。しかし、調べれば調べるほど、そして、さまざまな療法を試せば試すほど、自分の心がシャキッとして、「絶対にがんを治してみせる！」という強い意志が固まってきました。

そんななか、低分子化フコイダンの情報を発見。もっと詳しい話を聞こうと、〈NPO法人統合医療と健康を考える会〉を訪れました。そこで堂福隆一先生にお会いし、低分子化フコイダンを飲んでみようと決意。代替医療について知識のある医師から直接飲用の指示を受けられるのだから、これは他の健康食品とはちがいそうだ、と感じたのです。

その後は、〈NPO法人統合医療と健康を考える会〉が、がんの患者を支えるためのセミナーや勉強会を数多く開催されていると知り、私も積極的に参加。そうした場所で得られる情報が、とても心強く思えました。

現在、低分子化フコイダンを飲み始めて約5年が経とうとしています。腫瘍マーカーの数値は正常範囲内をキープしており、入院から5年が経過した際に受けた画像検査では、「再発や転移は認められません」との診断を受けました。

治療をあきらめず、本当によかった！　あの苦しい時間をともに過ごし、励ましてくれた家族には、心から感謝しています。堂福先生や〈NPO法人統合医療と健康を考える会〉のスタッフ、その他、周囲で支えてくれているたくさんの方々の愛情があったからこそ、ここまで回復できたのだと実感しています。

やはり、がん治療は一人で闘うものではなく、皆の支えのなかで行うもの——。今、そんな思いを新たにしています。

コメント

かつて、がんは不治の病でした。しかし、今はちがいます。いろいろな治療を組み合わせることにより、がんは治るようになりました。あの安保徹先生の著書『やっぱり、やっぱりガンは治る！』等をはじめ、がんが完治可能な病気であることは明らかになっています。

がんを宣告された時から「もうダメなのでは……」という不安、心配が患者さんならびにご家族の方の脳裏をよぎります。それは、きっと「がんは治らない病気である」というイメージがあるからでしょう。しかし、がんという病気を治すには、ポジティブな気持ちが最も重要です。ステージ3、ステージ4のがんを克服された方の多くは、周囲に支えられながら明るくポジティブに生きている人たちです。明るく前向きな気持ちをもつことは、副交感神経が活性化され、リンパ球が増え、結果免疫力を高めます。

大きな病院にいる先生は、がんの専門医であっても、がんが統合医療によって治せる病気であることを知らない先生がたくさんいます。いわゆる「三大治療（手術、放射線、抗がん剤）」しか知らないのです。手術ができない、放射線だけでは足りない、すると、施す術が抗がん剤しかない、という事態になります。結果、患者さんの免疫力をどんどん落としていきます。末期がんの場合、治すためには抗がん剤をやらないほうがよい場合がほとんどにもかかわらず、「他に治療の選択肢がない」という理由だけでむしろ命を縮めてしまう抗がん剤治療を施し、それもできなくなり「お手上げ」となると、ホスピスへ送る……それが大病院の実態です。

しかし、実際は「治療の選択肢」はあります。それを知らない、知ろうとしていないだけなのです。そういう医師の方に申し上げたいのは、がん治療について、統合医療について、もっと勉強してほしいと思います。今は、いろいろな書籍が出ていますし、症例データもたくさんあります。知識を得れば、考え方も変わるはずです。

　さて、がん治療にあたって医師側が解決しなくてはいけない問題を申し上げてきましたが、一方で、患者さん側が解決しなくてはいけない問題もあります。

　がんは治る病気ですが、治すには、患者さんの生活習慣を変え、体質を変えなければならないことを理解しなければなりません。患者さんのなかには、病気は「薬を飲めば治るもの」「病院に行けば治るもの」と思っている人も少なくありません。しかし、がんという病気は、風邪やインフルエンザとはちがい、体質を変えなければ完治することはできません。

　たとえば、ここに相談にいらした患者さんに「養生法（※p１４９に養生法の図掲載）」を説明する際、理解していただくまでにたいてい1時間から2時間、長い時は4時間を要します。それだけ時間をかけてようやく理解していただいたかと思いきや、日々守らなければならないことを守っていただけない場合があります。それでは、何の意味もありません。がんは、医師や病院だけで治せる病気ではありません。患者さん側の気持ちと生活行動に負うところが大きいのです。

あるがんを克服した方の印象的なコメントがあります。「がんは自分自身が生み出したものだ。言ってみれば子供のようなものだ。だから、一緒に生きてなくてはいけない……」と。このような考えをおもちの方が、がんを治すことができるのです。

誤解のないように申し上げますが、私は、三大治療しか知らない医師を責めたり、批判したりするつもりはありません。なぜならば、彼ら彼女らにとってそれしか知りようがない日本の医療のあり方そのものの問題であり、個人の問題ではないからです。医師はスーパーマンではありません。皆、何もかも最初から知っているわけではありません。しかし、患者さんの病気を治したい——その思いだけは、大病院の先生であれクリニックの先生であれ、若い先生であれベテランの先生であれ、医師であれば皆共通の思いのはずです。がんの治療法を多面的に学び、患者さんにあきらめない前向きな気持ちをもたせてあげられる医師が、一人でも多くこの国に増えていくことを願ってやみません。

養生法の概要

｜食事の基本｜

◇身土不二、一物全体食！　食材は無農薬、有機栽培のものを使用

・ミネラル・ビタミン・アミノ酸・酵素・良質の水
・酵素は、生野菜・果物で摂取
・人参ジュース（人参・りんご）の飲用は抗腫瘍効果があり
・水は１日２ℓ程度

◇食事は、玄米菜食中心で！パンは全粒粉のもの

・玄米、煮物、青物の野菜、味噌汁
・牛肉・豚肉、生魚は厳禁！
・魚（特に青魚がよい）、鶏肉
・その他、発酵食品（自家製の漬け物・ヨーグルト）

｜手当法｜

◇肝・腎などに

・コンニャク湿布（枇杷の葉を併用するとさらによい）
・生姜湿布（胸水、腹水の除去）

｜温熱療法｜

◇温泉・岩盤浴、遠赤外線温熱マットなど

・体を温めると免疫が上がる

｜呼吸法｜

◇丹田呼吸法・西野式呼吸法

・新鮮な酸素をとり入れ、細胞のエネルギー産生を高める

｜運動｜

◇ストレッチ・ウォーキング

・筋肉を動かすことにより、血流をよくし、細胞のエネルギー代謝を高める

｜爪もみ療法｜

◇自律神経のバランスを整えて免疫力を上げる

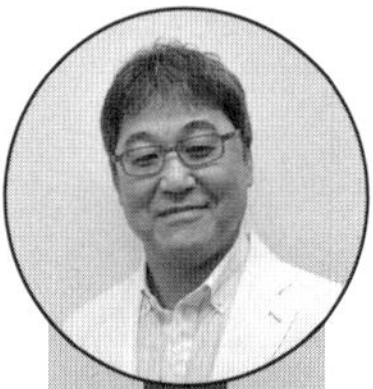

鹿児島県／いちき串木野市

医療法人康陽会 花牟禮病院 院長
花牟禮 康生 先生 からの報告

症例1

肝細胞がん＋胃がん

81歳 男性

Ｂ型肝炎と診断されて以来、ずっと経過を観察してきたＡさんは、２００６年にエコーで肝臓と胃にがんが見つかりました。その後、肝臓がんには抗がん剤の動注治療や血管治療、胃がんには抗がん剤ＴＳ—1を使った治療を行いましたが、副作用に悩まされていました。並行して、低分子化フコイダンを毎日４００ccずつ飲用しましたところ、抗がん剤による副作用が著しく軽減し、落ちていた食欲も戻り、体重も増加。その後の病状が安定したことを考えると、低分子化フコイダンを単独で利用してもよかったかもしれませんが、病変をコントロールしやすくするため、抗がん剤との併用で治療を行いました。２００７年の内視鏡検査では、胃がんの腫瘍部分が縮小していることがわかりました。

■ 胃内視鏡画像

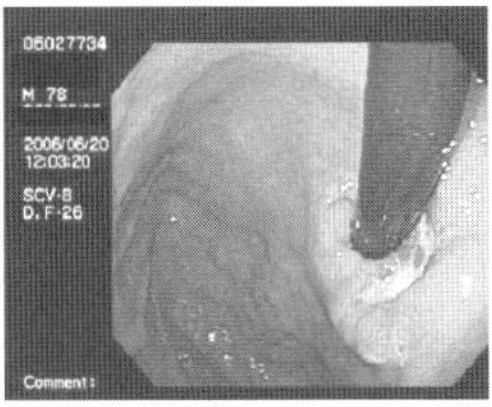

2006.6.20

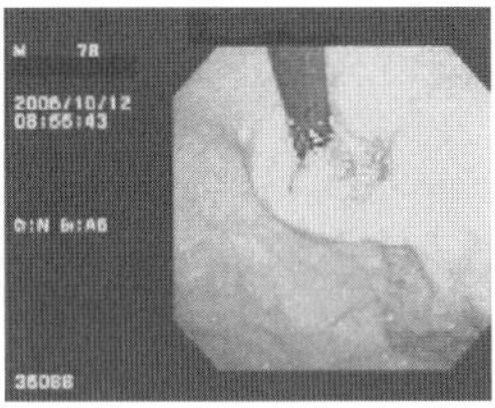

2006.10.12

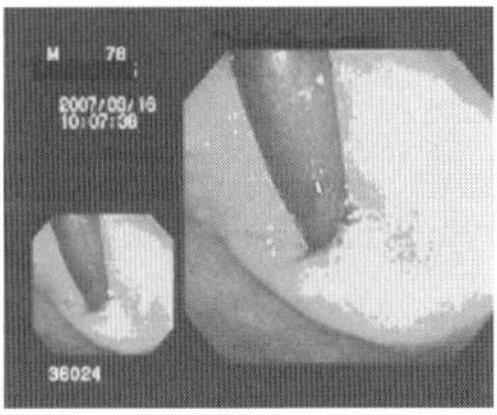

2007.3.16

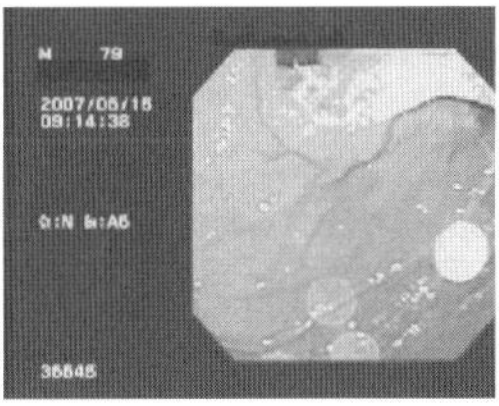

2007.6.15

症例2　肺がん

66歳　女性

Bさんは、肺がんにより手術をしたものの、５年後に再発。主治医からは、抗がん剤の治療を勧められました。どうしても抗がん剤による治療を行いたくなかったBさんは、セカンドオピニオンを求め、いくつかの病院をまわられましたが、どの病院でも一様に抗がん剤による治療を勧められたようです。「他に、もっといい方法はないのだろうか」と、あれこれ手段を尽くして調べていくなか、偶然、低分子化フコイダンに関する情報へたどりつき、当院に相談に来られました。

Bさんのご希望に沿い、抗がん剤治療は一切行わず、低分子化フコイダンとビタミン・ミネラル・アミノ酸のサプリメントの飲用を開始。食事療法もお勧めし、治療をスタートしました。治療開始して約6カ月間は目立った変化もなく、腫瘍マーカーや画像検査に大きな進展は見られませんでしたが、逆に悪化することもなく、病状は膠着状態が続いていました。抗がん剤などの化学療法を一切行っていないのに病状が安定しているということは、低分子化フコイダンやサプリメントの飲用が効いていることの証明かもしれません。その後は徐々に腫瘍マーカーも下がり、QOLもゆっくりと上昇。心配されていた胸水も少しずつ改善していきました。

低分子化フコイダンの飲用を開始して約5年が経過した現在も、抗がん剤による治療は一切行わず、食事療法などを実践していますが、日常生活に不自由をきたすことはなく、茶道や華道の師範としても活躍されています。

症例3

肺がん

68歳　男性

肺がんと診断されたCさんは、手術により左上葉切除をしたあと、シスプラチンとタキソールの2種類の抗がん剤を使用して治療を開始しました。しかし、倦怠感、脱毛、食欲不振などさまざまな副作用に襲われ、さらに、2回目の抗がん剤も貧血のために実施不可能となり、輸血もされていたそうです。

2010年に当院にいらしたCさんの奥様から、「とにかく、負担を軽くしてあげたいんです」とのご要望をいただきました。そこで、まずは、抗がん剤の副作用を軽減するため、低分子化フコイダンの飲用を勧めました。飲用量は1日400cc。1週間後に2回目の抗がん剤治療を行ったところ、1回目よりも食欲があり、体調も良好だったため、その後も治療を継続しました。２カ月後には食欲も戻り、体重も増え、どんどん元気になられ、さらに３カ月後には、仕事や趣味のゴルフも再開するまで回復いたしました。術後1年4カ月後に行われた検査でも「異常なし」との結果が得られ、現在も順調に回復しておられます。また、手術前からあった右肺の病変部（経過観察中）も縮小しており、ずっと心配していらした奥様も安心したご様子です。

症例4　大腸がん＋肝臓がん＋肺がん

38歳　女性

Dさんは、大腸がん（S字結腸）の手術をする際に、肝転移が見つかりました。抗がん剤で腫瘍を小さくしてからラジオ波焼灼療法を行いましたが、翌年にまた肝臓にがんが見つかり、前回同様、ラジオ波による治療を行いました。その後、ＦＯＬＦＯＸ、アバスチン、エルプラットの３種類の抗がん剤による治療を行いましたが、アレルギー反応が出たため治療を中止すると、腫瘍マーカーの数値が上昇し続けました。検査を行ったところ、再度、肝臓と肺に転移が見つかりました。

大きなショックを受けたDさんは、副作用の少ない他の手段で何とかがんを治療できないだろうかと、当院に来られました。抗がん剤治療とともに低分子化フコイダンの飲用を開始し、併行して、食事療法による体質改善も励みました。すると、以前は抗がん剤の副作用による吐き気のため、ほとんど食事に手をつけられなかったのが、今回は食べられる！　と本人もたいへん安心されていました。さらに、低分子化フコイダンを飲み始めて３カ月経つ頃には、マーカーの数値も下がり始め、体がとても楽になったと喜ばれています。

症例５　肺腺がん

66歳　男性

右肺腺がんで、左肺にも転移が見つかったEさん。主治医の先生は抗がん剤の使用を勧めましたが、以前、抗がん剤の副作用に苦しむ人たちの様子を見続けてきたEさんは、

「何とか副作用に苦しまなくて済む治療方法はないだろうか」と、当院へ相談に来られました。

まずは低分子化フコイダンの飲用を推奨。毎日400ccずつ飲むようアドバイスし、その1カ月後から抗がん剤の治療を開始しましたが、20日ほどで腫瘍が小さくなり、懸念していた副作用もほとんどありませんでした。現在は、食事療法なども組み合わせ、順調に経過しています。

コメント

東京の医科大学を卒業した私は、同大学病院の内視鏡科（消化器内科）に10年勤務したあと、故郷である鹿児島県いちき串木野市に戻り、当時父が営んでいた花牟禮病院に入りました。その10年後、私の医師人生にとって大きな転機となる出来事が起きます。父の死です。死因は胃がん。自らが専門としていた消化器のがんで父は亡くなりました。

さらにその後、義理の母を肺腺がん、義理の父を咽頭がんで亡くします。４人の親のうち３人をがんで亡くした私は、「がんという病気と闘わなければならない医師なのだ」という思いを一層強く抱き、現在に至ります。

父が亡くなった時のことはよく覚えています。当時74歳の父は、まだまだバリバリの現役医師でした。日々の診療はもとより、学会や地域の活動にも精力的に参加しておりました。内視鏡の専門医でしたから自らも検診は怠らず、定期的に私が父の検査を行っておりました。その年、鹿児島で大きな学会がありその主催に関わり忙殺されていた父は、学会が終わるとアメリカに休暇をとりに行き、帰国後にいつも定期検査をいたしました。その時は、何も異常は見られなかったのですが、１カ月ほど経ってから、「食べ物が通らない。おかしい」ということで、念のため再検査をすることにいたしました。１カ月前に検査して異常がありませんでしたので、私もわりと楽観視していたのですが、検査結果を見て、衝撃のあまり私は言葉を失いました。スキルス性の胃がんが体中に広がっており、すでに手の施しようがない状態でした。父も私も、消化器の専門。検査も万全に行ってきたという自負があっただけに、ただただショックでした。抗がん剤治療も行いましたが、父自身もう助からないことを自覚しており、ついには自ら「何も手を出すな」と言い、約半年で命を引き取りました。その間、妹がいろいろと調べてサプリメントを送ってきたのですが、「そんなもの効くわけがない」と、父も私も相手にしませんでした。当時、父も私も、まだ西洋医療しか知らない医師だったのです。

そんな私にとって、統合医療の道を進む転機となった出来事が、父の死の2年後に起きます。妻の母にがんが見つかります。進行性の肺腺がん、見つかった時はすでに手術も難しい状態で、主治医から余命1年半という宣告を受けました。妻はたいへんなショックを受け、そして私に懇願しました。「あなたは医師でしょう。何とか……お願いだから」と。西洋医療しか知らない当時の私に、手立てはありませんでした。医師であるがゆえに、医学の限界を知っていました。しかし、自分の父をがんで亡くしその無念さも冷めやらぬうちに、またもう一人の身内ががんで余命宣告を受けたのです。余命宣告を受けた患者さんや家族の「藁をもすがるような切実な思い」もまた、私はよく知っておりました。

その時、たまたま低分子化フコイダンのパンフレットが目にとまりました。可能性があるものであれば何でもやってみようという気持ちになっていた私は、試しに抗がん剤治療と併用して低分子化フコイダンを飲ませてみました。すると、これが驚くほどの効果があったのです。副作用が軽くなり、そのことで抗がん剤がしっかりとがん細胞に作用したのでしょう、みるみる回復し、ついには画像からがんが消えたのです。西洋医療しか知らなかった当時の私にとって衝撃的な事実であり、まさに「奇跡」としか言いようがありませんでした。これが、私の低分子化フコイダンとの出会いであり、統合医療によって一人でも多くのがん患者さんを救うことに生涯を捧げようと決意したきっかけでもありました。余命1年半を宣告された義母は、それから5年間生きました。

以来、私は、西洋医療に見放されたがん患者さんたちに、決してあきらめる必要はないことを伝え、勇気と希望を繋いでいく仕事をライフワークにしたいと考えるようになりました。日常行う診療以外にも、〈ＮＰＯ法人統合医療と健康を考える会〉に寄せられるがん患者さんやそのご家族の方の相談の一部をボランティアで受けたり、私と同じように統合医療によってがん患者さんたちの治療を実践されている全国の先生方たちと、症例や研究成果に関する情報交換を行ったりしています。また、低分子化フコイダンに関して10年以上にわたる基礎研究を蓄積されてきた九州大学の白畑教授とも、密に連絡をとり合っています。

西洋医療に見放され余命宣告を受けた患者さんならびにご家族に対して、一人でも多くの方に「あきらめないでほしい」というメッセージを届けたいという思いで、日々診療を行っています。

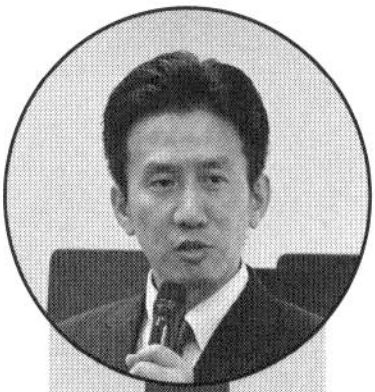

福岡県／大野城市
喜多村クリニック 院長
喜多村 邦弘 先生 からの報告

症例1

肺がん

79歳　男性

Aさんが肺がんの診断を受けたのは２００９年のこと。右肺に６cmの腫瘍が見つかり、同年７月から、抗がん剤タキソテールによる治療が予定されました。しかし、腫瘍が大きく抗がん剤の効果があまり期待できないこと、高齢であることを配慮し、体に負担がかからない程度に治療することを主治医から告げられました。それを聞いたAさんの家族は心配になり、何か手立てはないかと当院へ相談され、低分子化フコイダンの飲用をお勧めしました。

７月10日から低分子化フコイダンを毎日３００ccずつ飲み始めたところ、２週間後に行われた腫瘍マーカー（CEA、CYFRA）の検査では、正常値の範囲内に改善したことが判明し、さらに1カ月後には、CT画像ではほとんど腫瘍が消滅するという驚くべき結果を得ました。

その後も低分子化フコイダンを飲み続けたAさんは、倦怠感なども改善され、外を散歩できるまでに回復されました。あれだけ腫瘍が大きかったにもかかわらず、これほどの短期間で治療効果があらわれたことに、主治医を含め、皆さん驚かれています。

コメント

抗がん剤タキソテールと低分子化フコイダンを併用した例ですが、これほどの短期間でここまで腫瘍が小さくなるのは、珍しいケースと言えるでしょう。九州大学の白畑教授の基礎研究によれば、タキソテールと低分子化フコイダンを、併用すると相乗的に作用して抗腫瘍効果が増強することがわかっています。まさにそれを証明したよい例だと

［診断］右肺がん　6cm

2009 年 7 月 10 日から低分子化フコイダンを 1 日 300ml 飲用開始
現在も継続中

［大学病院での検査データ］

｜化学療法｜

①７月３日　タキソテール 60mg/ ㎡ (90mg/body)
②７月 24 日　タキソテール 60mg/ ㎡ (90mg/body)
③８月 18 日　タキソテール 60mg/ ㎡ (90mg/body)
④９月８日　タキソテール 60mg/ ㎡ (90mg/body)

｜ＣＴ検査｜

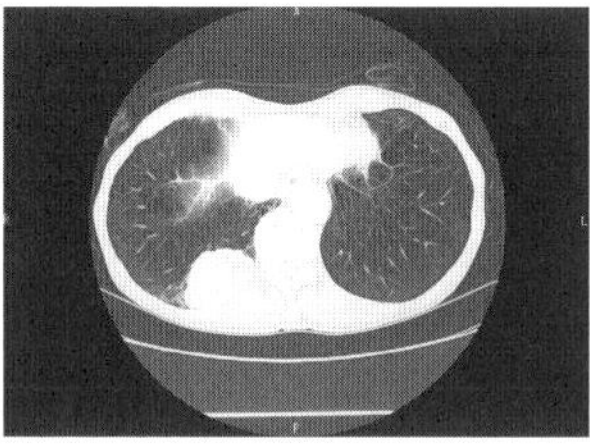

①７月１日
右肺には背部胸壁に接した充実性腫瘍が見られる。

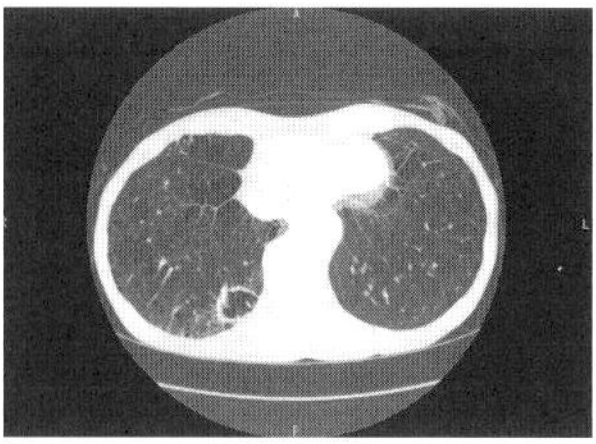

②８月４日
腫瘍は縮小し、辺縁を残すのみ。中心部には腫瘍は見られない。

■ 腫瘍マーカーの推移

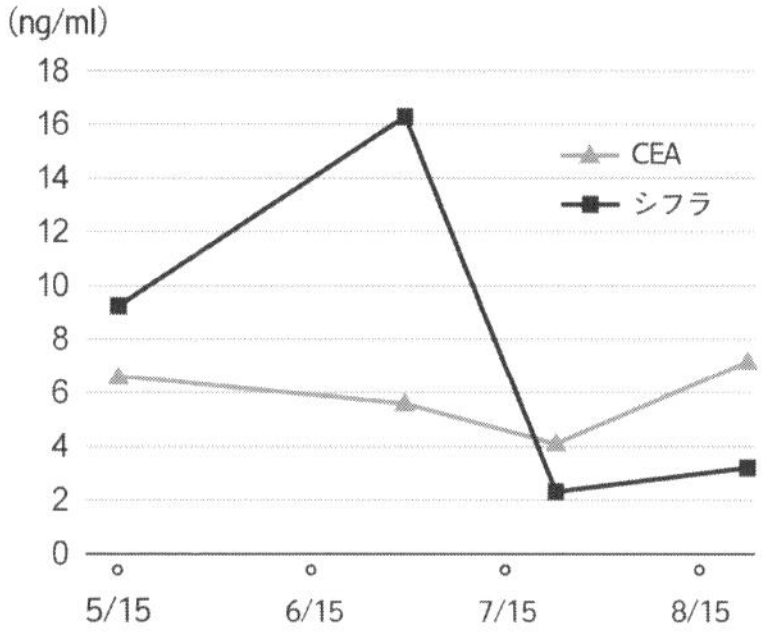

	CEA	シフラ
5月15日	6.7	9.4
6月29日	5.5	16.3
7月23日	4.1	2.2
8月24日	7.1	3.1
正常値	5以下	3.5以下

(ng/ml)

思います。

さらに、患者さんご自身が食生活やライフスタイルを見直す努力をされ、肉類を控えて野菜中心の食事に替えるなど、食事療法を行われたことも、治療効果を強めた一因です。Aさんはさまざまな治療法を組み合わせており、どの治療がどれだけ効いたのか確認することは困難ですが、がんと診断されても、あきらめず、作用機序の異なる治療法を組み合わせて行えば、治療の可能性が高まっていくことを示してくれた例です。

症例2 虫垂がん＋多発性肺転移

81歳　女性

Bさんは、2010年8月頃より、下腹部の違和感、体調不良を訴え、子宮筋腫の治療を受けておられました。その後も腹痛や咳が続きます。2011年1月に強い腹痛があり精密検査を受けたところ、虫垂がんの診断を受けました。その後、子宮がんも判明。すぐに手術を受け、6月に退院されています。しかし、9月のCT検査で多発性の肺転移が見つかり、主治医から余命半年と告げられたそうです。ご家族（娘さん）が当院にいらしたのは、宣告を受けて5日後のことでした。

Bさんは、それまで抗がん剤治療を一切行ってきませんでした。理由は、病院で副作用に苦しむ周りの多くの患者さんたちを見て、かたくなに拒んできたのです。看護師である娘さんも、お母さんがそう言うなら本人の意思を尊重しようと考えておられました。余命を告げられた時も、主治医の先生には抗がん剤治療を勧められたそうですが、Bさんは何とか別の方法で治療できないかといろいろと調べ、当院を訪れたのでした。

低分子化フコイダンについては、かねてより娘さんが本などを読み興味をもっていたようです。私は、がんの統合医療について説明をし、すぐに低分子化フコイダンの飲用を開始することになりました。またBさんの場合、低分子化フコイダンに加えて、娘さんが勉強をしているマクロビオティックに基づいたメニューの食事療法も併行して行いました。Bさんの大好きなお肉を控え、野菜食中心、食事の合間には酵素も飲用。水をはじめ体に入るもの全般に気をつけたのです。野菜や低分子化フコイダンを口にするたびに、娘さんは「お母さん、これはこんな力があるのよ。感謝しながら食べようね」とBさんに話し、Bさんも「しょうがないなあ」と笑いながら、娘さんの提供をすべて素直に受け入れました。そのうち、ずっと止まらなかった咳が止まり、食欲が出るようになると、明らかに体調がよくなっていくのを実感していたそうです。

そして、2カ月後。奇跡は起きました。

2011年11月9日。「Bさん、娘さん、がんが消えていますよ！」。その主治医からの言葉を、Bさんは忘れることができないと言います。その4日後、ご家族から私宛に届いたメールを引用いたします。

「その節は、時間をかけてご丁寧にアドバイスをいただき有難うございました。方向性を決められない混沌としたなかで迷い、不安な思いでいっぱいでしたが先生の言葉でこれでよいと気持ちがはっきりとしたことを覚えております。9月からご紹介いただいた低分子化フコイダンの飲用を開始しまして約2カ月後の11月9日の胸部CTにて、余命半年と宣告されたがんがきれいに消失しましたことをご報告いたします。代替医療についての書籍に掲載してある奇跡のような体験をつい先日したばかりで親子ともどもまだ半信半疑な状態です。しかし、この貴重な体験をいち早くがんで苦しむ方々の参考にしていただきたく、ご連絡させていただきました」。

コメント

虫垂がん術後の6カ月で多発性の肺転移が発症し、余命半年の宣告を受けた患者さんが、化学療法を一切行わずにわずか2カ月でがんが消えたというのは、とても珍しいと言えます。低分子化フコイダンの効果は、一般的には抗がん剤や放射線治療と併用することで相乗効果が期待できるとされていますが、Bさんのように、食事療法との併用でがんがなくなった事実は、同じような治癒が難しい進行がん患者にとって、食事療法の重要性をあらためて教えてくれるものです。

Bさんに奇跡的治療をもたらせた要因は、明るく献身的な娘さんのサポートがあったことは勿論ですし、Ｂさんがそれを素直な心で受け入れ、忠実に実行されたことが大きいと思います。素直な心と、前向きな希望や目標をもって治療される患者さんほど回復される傾向にあります。

私は、常日頃「病気を治すのは、医師ではなく患者さん本人である」と申し上げています。だからこそ、最初のカウンセリングに時間をかけるのです。時には一人の患者さんに2時間、3時間もの時間をかけることがあるのですが、それは、患者さん自身が「病気を治すのは自分自身なのだ」ということを認識しなければ、どんなによい治療も効果が上がらないからです。

それと、もう一つ。Ｂさんの奇跡的治療を支えた要因の一つには、統合医療に理解を示し、Ｂさんの治療を肯定的にとらえていただいた主治医の先生のサポートです。日本の場合、標準的ながん治療に携わる医師の多くは、統合医療に対する関心や知識に乏しく、そのような治療に対してはともするとたいへん否定的な考え方をされる先生も少なくありません。正直に申せば、私自身も、医師になりたての頃はそうでした。手術、抗がん剤、放射線という三大治療で治療成績を上げれば患者さんのためになる、と信じていました。したがって、Ｂさんの場合、理解ある主治医の先生に恵まれたことも、幸運の一つだったと思います。

もう治療法がありません。――そうやって見放された「がん難民」の方を、数多く見てまいりました。しかし、アメリカの総合病院なら統合医療を専門的に研究し実践する部門を設けていることがほとんどです。世界を見わたせば、他にも治療法はあるのに、なぜこの国では、標準治療だけでなす術がなくなると「もう治療法がありません」と患者さんを投げ出してしまうのか。そんな医療のあり方を変えたいという思いから、さまざまな統合医療に積極的に取り組むようになりました。

２００７年に新しく日本に紹介された高濃度ビタミンＣ療法の勉強会に参加し、自院での治療に用い始めました。そしてその勉強会で出会った沖縄のハートフルクリニックの平良茂先生に、低分子化フコイダンを紹介いただきました。統合医療の知識や経験が豊富な平良先生が実践されていたことと、九州大学の白畑教授の基礎研究による裏づけがしっかりしていることから、低分子化フコイダンの導入も始めました。

標準的ながん治療しか知らない、知ろうとしない医師は、このような統合医療を否定的に考える方もいらっしゃいます。しかし、それは「医者視点の論理」であって「患者視点の論理」ではないと私は思います。私たち医師は、何のために存在しているのか。それは、患者さんの命や健康を守るために他ならないはずです。その患者さんへの思いさえ共通であれば、どんな病院でどんな医師に診てもらおうと、治療はうまく進むはずです。

■ 多発性肺転移の変化

虫垂がん術後の６カ月で多発性の肺転移が発症、低分子化フコイダン開始からわずか２カ月で多発性肺転移が消えた例です。

[胸部 CT]

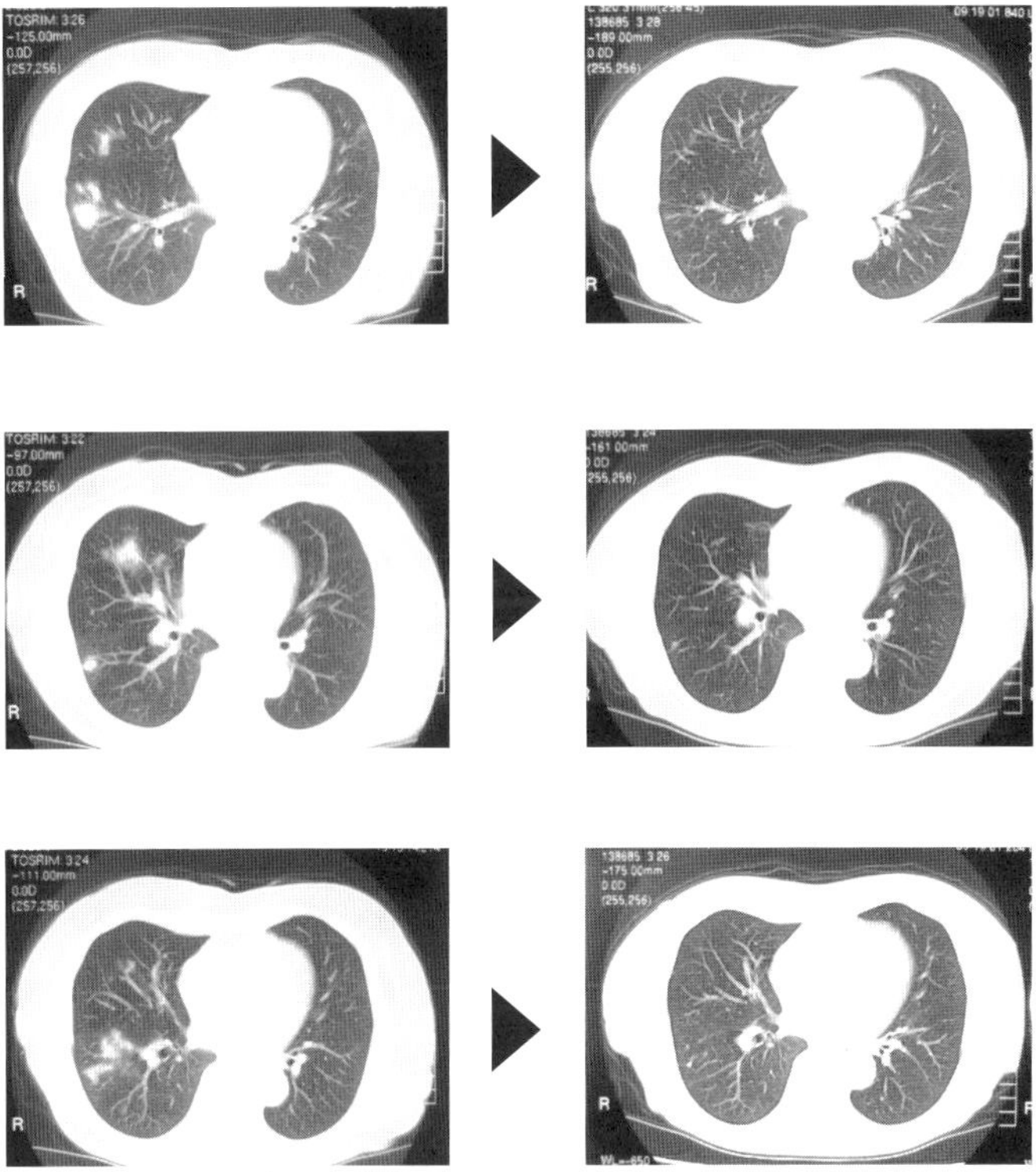

2011.9.7　　2011.11.9

体験談

がんを治すのは自分。強い意志から見事、がんを克服

Sさん（73歳・福岡県）

「何だかおかしいな」と感じ始めたのは、2011年の12月頃のことでした。喉の不調がずっと続くのです。近隣の耳鼻咽喉科や内科をまわりましたが、風邪と診断されたり、ひとまず喉の薬をもらったりするだけで、原因がわかりません。その後も長く喉の異変は続きましたが、日常生活が忙しかったこともあり、結局、本格的な検査を受けないままで、やがて不調も気にしなくなりました。その後、翌年7月頃に症状が少しひどくなり、インターネットでクチコミでの評判がよさそうな耳鼻咽喉科を探して受診すると、「大学病院へ紹介状を書きますから、すぐに行ってください」とのこと。あわてて福岡大学病院へ向かい、検査すると下咽頭がんとの診断を受けたのです。さらに、リンパ節にも転移していると――。

初見の段階でかなり〝怪しい〟ということは聞いていましたから、すでに嫌な予

感があり、悪い想像をたくさんしてはいましたが、いざ、「がんです」と宣告されるとやっぱり気が動転します。私の家系にはがんを患った人は誰もいませんし、告知された時は、「まさか、がんなんて」と、私も妻も呆然とした状態でした。

主治医の先生は、声帯を取る手術を提案しました。妻も、「どんな形でもいいから、とにかく助かってほしい」と、私に手術を決断してほしいようでした。しかし、私はなかなか気持ちを固めることができませんでした。声帯を取ってしまえば、声が出なくなってしまう。しかし、がんのサイズは5㎝にもなっており、また、心房細動のために抗がん剤を服用することはできず、手術を拒否していては、放射線治療しか選択肢はありません。がんのステージは4b。かなり進行している状態でしたから、手術を受けること以外、選択肢はなかったのです。間もなく食事も喉を通らなくなり、薬さえ飲めなくなるほど衰弱していきました。

そんな折、妻が私を病院へ見舞った帰り、書店で低分子化フコイダンについての書籍を見つけました。当時はサウナや枇杷葉療法など、がんにいいとされることは何でもやっていましたから、「フコイダン」という新しい文字に、妻は飛びついたのだと思います。本を開いてみるとなかなかよさそうな話が書いてあり、妻は早速、本で紹介されていた喜多村クリニックへ話を聞きに行ってくれました。

妻は、その時のことを振り返ります。「あの時、先生がもし『病院での治療を一切やめ、低分子化フコイダンだけに絞りなさい』とおっしゃったら、私は低分子化フコイダンを飲ませることに、二の足を踏んでいたと思う」。これは、真理だと思うのです。つまり、「自分たちの方法だけが正しくて、その他のものは全部まちがい」という妄信的な教えでは、どうもうさんくさいと思えてしまいます。その点、「病院の治療は治療として続けてください。そのうえで、低分子化フコイダンの飲用を行ってください」と勧めてくれた先生の誠意、私も妻も感心しました。

その日から、私は1日３００ccの低分子化フコイダンを2回に分けて飲み始めました。すると、めきめきと体調がよくなり、何と、食事もとれるまでに回復。入院中には病室で他の患者さんから、「どこが悪いんですか?」と聞かれるくらいで、この回復ぶりには、私も家族も驚きでした。

その後、手術を行ったのですが、はじめは主治医の先生も、「筋肉から骨まで浸潤しています。手術ではなるべくがんをこそげ取るよう努力しますが、残ってしまったがんは放射線治療をしましょう」とお話しされていたのに、実際に手術をすると、何とがんのサイズは5㎜にまで縮小しており、さらに、筋肉からツルリとがんが切除できてしまったんです。もちろん、どこにもがん細胞は残りませんでした。再び、私も家族もびっくりし、心から喜び合いました。低分子化フコイダンを飲み始めてから、約1カ月後の出来事でした。「低分子化フコイダンは毎日少しずつでもいいから継続したほうがいい」と聞き、現在も毎日100㏄ずつ飲んでいます。食事も喉を通らず、体力が日に日に落ちていったあの頃を思えば、まったく信じられないくらい回復し、調子がいい時は子どもたちを車で送り迎えできるほどになりました。

今、私が思い出すのは、「なぜ、病気を治療して元気になりたいのか。その熱意がなければ、絶対、よくなることはありません」という先生の言葉。これは裏返せば、

「自分の意志があれば、どんな病気でも治療することは可能だ」という、可能性に繋がります。あらゆる手段を尽くして「がんに効く」と言われるものを集めてくれた妻の想いや、患者一人一人に対して低分子化フコイダンの飲み方を丁寧に指導してくれた先生の熱意に支えられ、「絶対にがんで死なない！　病気を治す！」という気持ちをもち続けられたからこそ、私は今、こうして元気で過ごせるのだと、心底実感しています。

コメント

Sさんの奥様が初めてクリニックにいらしたのは2012年10月11日。放射線治療を開始して、ある程度がんを小さくしてから手術を行うことになっていました。「できるだけ体調をよくして手術を受けさせたい」とのご希望だったので、その日から低分子化フコイダンを1日300cc飲むように指示しました。その後、11月9

日に入院して16日に手術を受けるまで、毎日、低分子化フコイダンの摂取を継続されました。

翌２０１３年１月27日になってご本人からメールをいただき、驚きました。以下がそのメールです。

「昨年10月よりご相談させていただき、低分子化フコイダンを飲ませていただいておりました。11月に下咽頭がんの手術をしましたが、がんが５㎝あってリンパにもいくつか転移していたのに、手術をしたら５㎜になっていて、背骨近くまでいっているといわれていたものの、全部取れたようだと言われました。低分子化フコイダンのおかげだと思っております。今月15日に退院し、日常生活になれつつあります。やっぱり信じて飲んでいて正解でした。ありがとうございました」

私はこの症例を２月、低分子化フコイダンの研究会で報告、多くの先生が興味をもってくださいました。

Ｓさんの例は、放射線治療と低分子化フコイダンの組み合わせによるものです。

主治医の話からも、予想していた放射線治療の効果以上の結果が出ていることがわかります。これは、低分子化フコイダンと放射線治療の異なった作用機序が、互いに補完する関係性が生まれたと推測されます。

今回のケースは標準治療と低分子化フコイダンが見事に作用し合った例ですが、それ以上に私は、Sさんとご家族の「絶対に病気を治す」という意志ががん克服の大きな要因だと思っています。通常、がんの治療では、どうやってがんを治すか、具体的な治療法ばかりに焦点が当たりがちですが、本当に大切なのは、「何のために治すか」と、患者さんが自分で考えること。がんを治して何をやりたいのか、がん治療の一歩先にあるものを見据えなければ、がんに克つことはできません。現在、医療業界では「エピジェネティクス」という考え方に注目が集まり始めています。簡単に説明すると、これは遺伝子の制御と発病の関連性を探るもので、人間の心理が遺伝子のメカニズムに影響し、がんなどの発症を招いたり、逆にがんを治したりする可能性があることが、近年の研究により明らかになってきました。

治療で大切なのは、「病気を治そう」という患者さんの意志。われわれ医師は、患者さんのそうした心理面をサポートする役割であり、あくまで治療の主体は患者さんであるということを忘れてはならないと思います。

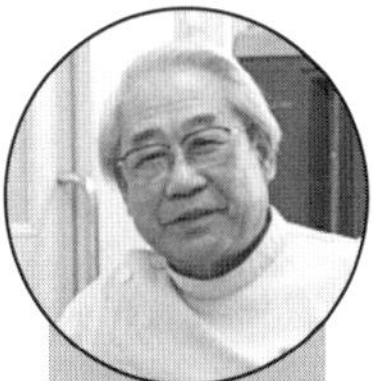

兵庫県／神戸市

特定医療法人誠仁会 協和病院 名誉院長
河村 宗典 先生 からの報告

症例1 胃がん＋腹膜播種

65歳 女性

Aさんに直径2cmの胃がんが見つかったのは、2000年。胃の4分の3を摘出し、抗がん剤5－FUによる治療を1年間継続しました。しかし、2008年5月、強い腹痛に襲われ、とある病院に入院、腸閉塞がうたがわれたため開腹すると、腹膜播種によるがん性腹膜炎と診断。医師から「余命半年から1年」と宣告され、病巣の切除と人工肛門の造設、尿道ステントを行い、翌月から抗がん剤治療を開始しました。

化学療法にだけ頼るのではなく、自分の力でも何とかがんを克服したいと強く希望していたAさんは、偶然、協和病院河村先生による統合医療の取り組みを知り、同年8月に来院されました。その後、週に1回通院し、電磁波温熱療法（ハイパーサーミア）を行いつつ、低分子化フコイダンを1日４００ccずつ飲み始めたところ、本人にとって信じられないような変化が生まれました。抗がん剤の副作用により、抜けてしまった髪の毛が新しく生えてきたうえ、食欲も戻り、体重も増え始めたのです。さらには、検査結果を見ると、白血球の数が増加し、ほぼ正常値に復帰。抗がん剤の副作用が軽減されていることも実感しました。腫瘍マーカー（ＣＥＡ）の数値も、治療開始直後から低下し、３カ月目には基準値を下回るまでになりました。

病状の回復を見て、翌年5月から抗がん剤の点滴による治療を中止し、ＴＳ―1の経口投与と1日２００ccの低分子化フコイダンの飲用と、週1回の通院による電磁波温熱療法に切り替えました。

コメント

腹膜播種とは、小さながん細胞がお腹に散らばる症状で、当初の検査結果から見ると、この患者さんは大変厳しい状況にありました。幸い、手術と抗がん剤、ハイパーサーミア、低分子化フコイダン飲用の組み合わせがプラスに働き、治療効果は予想以上。白血球と腫瘍マーカー（ＣＥＡ）の数値の変化から考えて、低分子化フコイダンは、免疫力の向上とがんの進行の抑制に役立ったのではないかと思われます。

低分子化フコイダンについては、私が研究者として最も信頼をおく九州大学白畑實隆教授による基礎研究がなされており、教授から臨床的に有効な症例が出ていることを直接紹介されて導入を決めました。飲用されている患者さんのなかで、体内の免疫システムを活性化させて抗酸化力を増し、がんへの攻撃力を高めていると考えられるケースがあります。低分子化フコイダンには、直接がん細胞を攻撃する成分が含まれており、さらなる臨床症例の蓄積とその裏づけとなる研究を進めることで、今後、有効ながん治療の一つとなる可能性は高いと思います。臨床的に有効な症例を得て、病理的、薬学的な研究とさらなる臨床例を積み重ねつつある低分子化フコイダンについて、電解還元水が注目を集めていった経緯とよく似ていると感じています。

多くの代替医療の場合、その効果が実存しているにもかかわらず、それぞれの療法を実践する医師や研究を行う専門家が少ないためエビデンス（科学的根拠）に乏しい、という問題があります。そのなかで、低分子化フコイダンは、白畑教授による10年以上にわたる絶え間ない基礎研究と、蓄積された多くの症例があります。私たち医師は、がんに苦しむ患者さんとその家族が、「最後まで適切で誠実な治療を受けられた」と納得できるような治療が受けられるよう、西洋医学と代替医療の課題をよく把握した上で、患者さんの心と向き合っていく必要があると思っています。

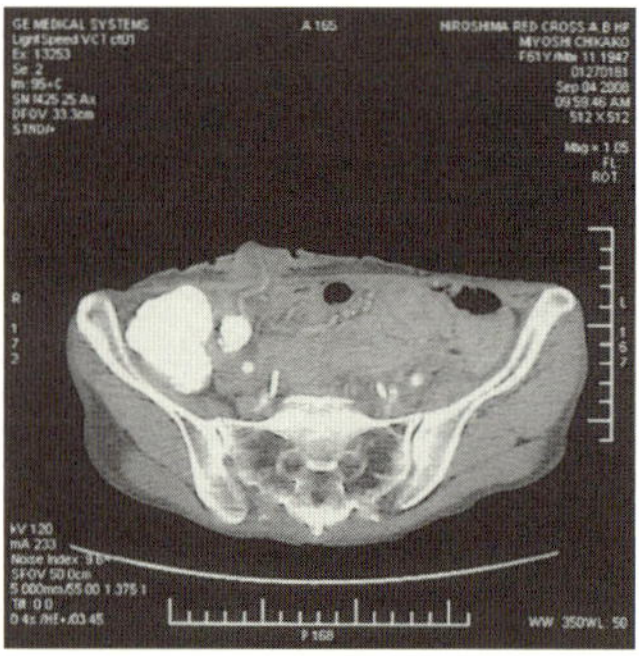

〈飲用直後〉

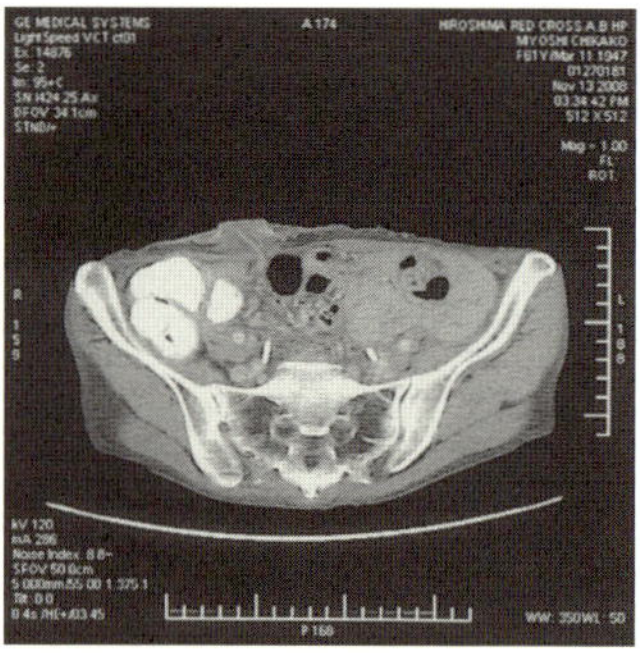

〈2 カ月後〉

ストーマ造設術前に行ったバリウム造影により白い塊となり、
ストーマの大腸輸出脚内に宿便が残っているのがわかる。

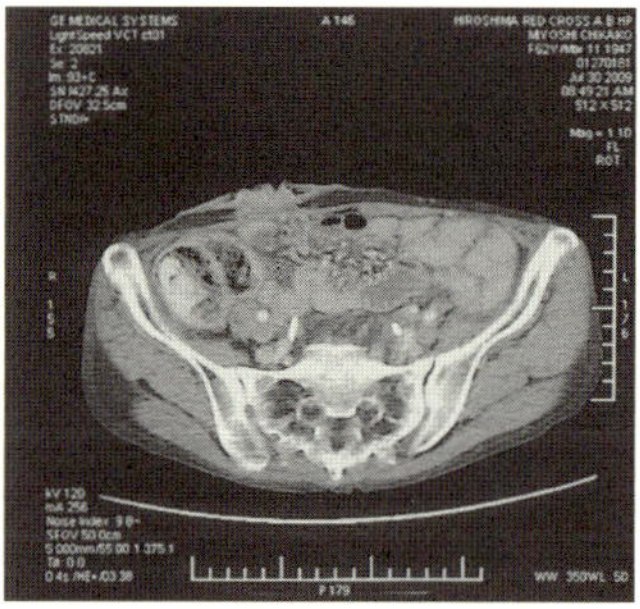

〈9 カ月後〉

低分子化フコイダンの飲用を開始して約 9 カ月経過した頃から、本来の肛門よりストーマ輸出脚内にあった宿便の排出が始まり、白い塊は 11 カ月後には著しく減少している。腸の先導蠕動や通過性の改善が推測される。

■ 白血球数の推移

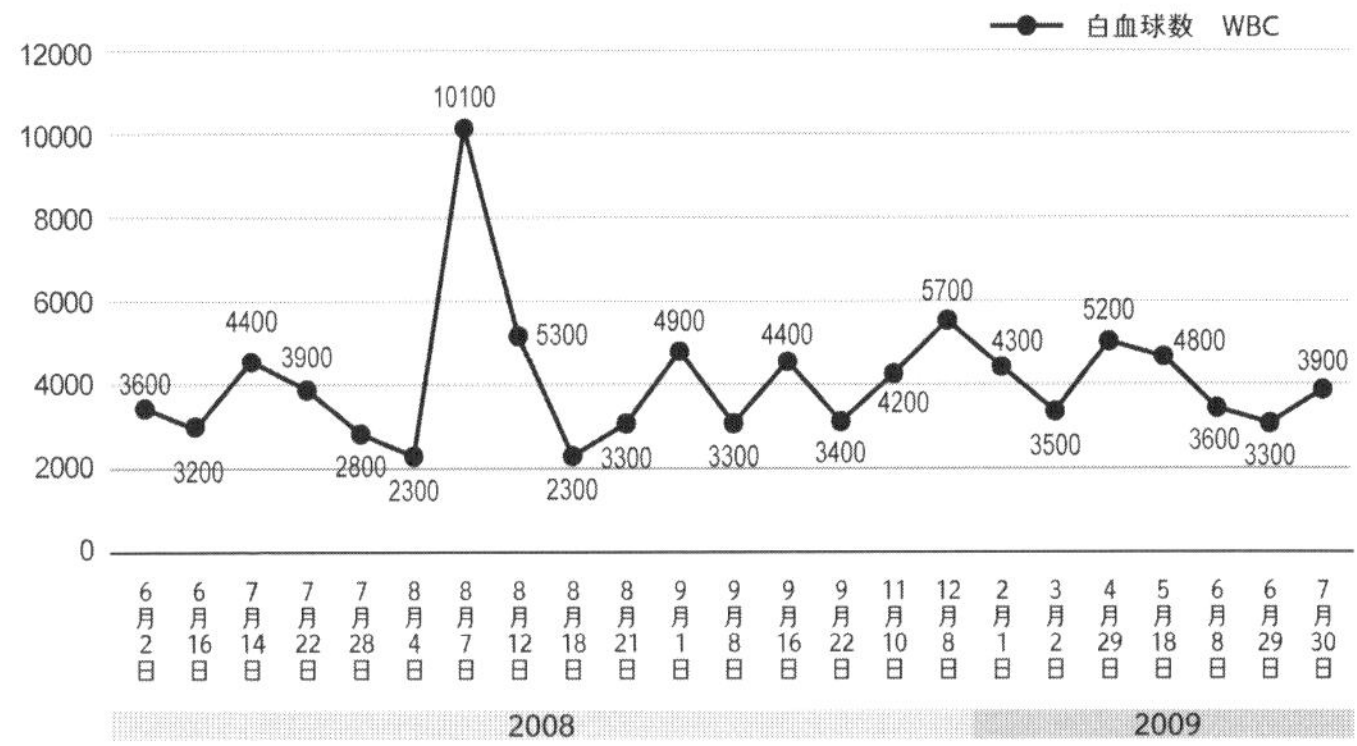

■ 腫瘍マーカー（CEA）の推移

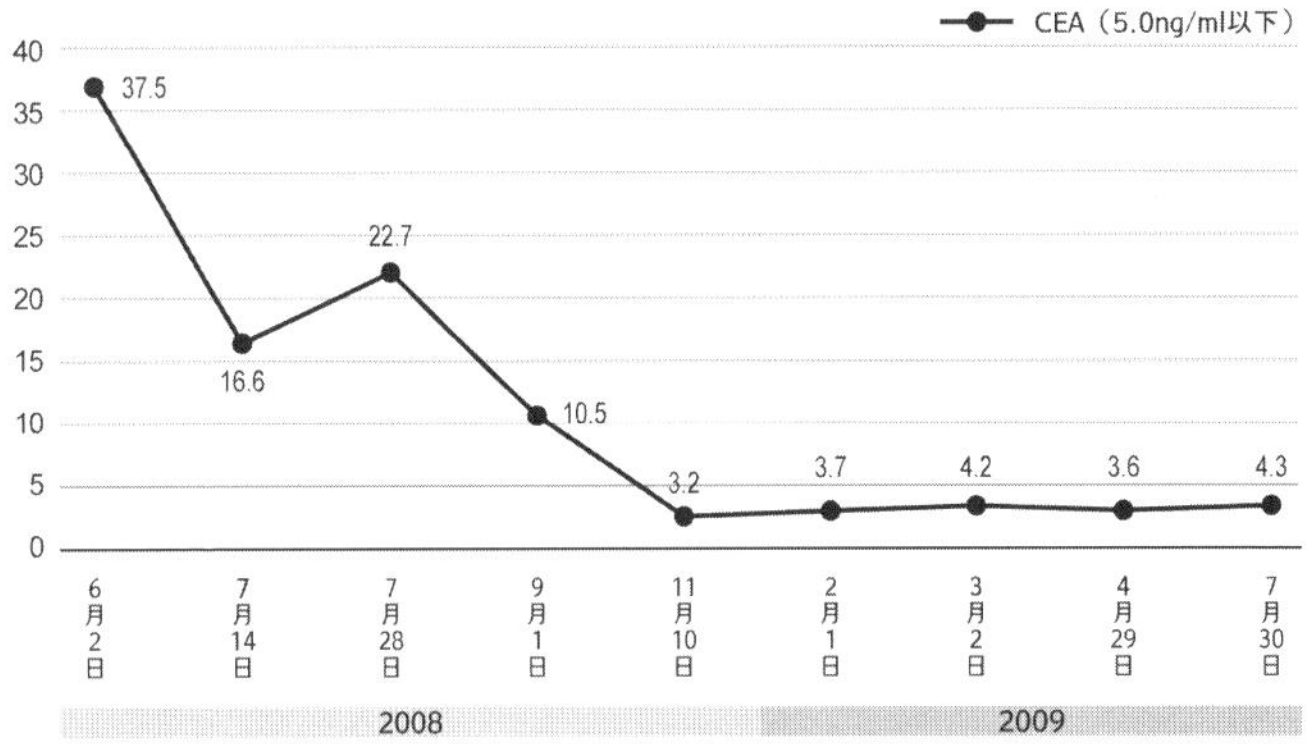

体験談

うがい、手洗い、フコイダン

Yさん（79歳・兵庫県）

今回お話をお聞きしたYさんは、見るからにスポーツマンという立派な体格をされた方。バレーボールに関わり、長年地域に貢献されてきたのですが、検診を受けたYさんを待っていたのはまさかの大腸がんの診断。がんと診断された当初は落胆したものの、家族や地域の周りの方とのふれあいを通じて「あきらめない心」を持てるようになることで、徐々に変化が生まれていった例です。

――大腸がんが見つかったきっかけは？

本人　定期健診ではなく検診だね。高血圧の関係で、近くのお医者さんにひと月に一回薬をもらいに行っているんですが、そこで検診をしていただきわかりました。

奥様　最初は、「たぶんステージ１だから、それを取ればきっとよくなると思います」というお話でしたのでその時はそれを信じていました。手術したあと、「リンパに転移しているかどうか念のために検査します」と先生に言われた時はドキッとしましたが、それでもそんなことはないだろうと思いながら、術後の検査結果を聞きに行きました。そして、先生から「リンパに転移しています。ステージ３です」と言われてしまったんです。

——その時、どんなお気持ちでしたか？

本人　そらまぁ、えらいこっちゃです。でも、知り合いに同じ大腸がんになった人がいて、他にも手術が終わって元気な人もいたから、家内はすごく心配して落ち込んだらしいけど、まぁなるようになるか、と言っていましたね。

奥様　でもその人はステージ2だったんです。うちはステージ3。ステージ3っていうのは治るのはかなり難しいような話も伺ったので、本人よりも私が非常に落ち込んでしまい、病院ではいつも泣いていました。大腸がんの再発・転移は2年以内に多いと聞きましたので、それで、私が2年以内に何とか他に助かる方法がないかと思って、図書館に通い始めたんです。それまでは西洋医学しか頭にはなかったんですけど、初めて代替医療という言葉を知りました。その本には西洋医学の手術と抗がん剤と放射能治療の三つだけでは完治しないみたいなことが書いてありました。

そんな時、たまたま娘が新聞で大阪大学の代替医療窓口を見つけてくれて、阪大の資料を送ってくれたんです。それで申し込んで相談に行きました。

その頃はすでに、いろいろなサプリメントを自分で探してはとり寄せて主人に飲んでもらっていましたが、その時に相談した先生から「何の根拠もないそういうものを安易に飲むのは考えものだから、やっぱり研究の成果がある程度立証されたものを飲むべき」というように言われました。そして、低分子化フコイダンの研究をしている九州大学の白畑教授のことを教えていただき、低分子化フコイダンを飲み始めたんです。その後、近くで白畑教授の講演があることがわかり、聞きに行きました。

――講演会に出てみて、いかがでしたか？

奥様　本当に参加してよかったと思っています。あの日があって今があるわけですから。白畑教授に言われた言葉ですごく印象に残っているのは、「絶対治すという気持ちをもちなさい」というお話です。治ります、治すという気持ちをまず本人がもつことが大事だというお話でした。私もよくなるっていう希望、もうダメっていうのではなくてよくなるという希望をもっていたらそっちに向いていくみたいな気がするんですよね。「今がんは治る病気です」って何回も繰り返し話されていたんですけど、私それがすごく励みになりましたね。あのひと言がその時私を覆っていた大きな不安をとてもやわらげてくれました。

ただ励ましで言っているだけではないこともとても支えになりました。話されていた方が研究をされている方でしたし、あぁ、そうかと。そういうふうに考えたらいいのかっていう発想の転換ができましたし、大きな励みになります。それにやっぱり説得力ありますよね。

本人　その通りやね（笑）。治してみせるという気持ちのことだけでなく、実際に白畑教授が研究されてきた事実に基づいた話であるという点、信頼し、安心することができましたね。

――低分子化フコイダンの飲用を始めて何か変化はありましたか？

本人　がんがリンパまで転移していたので、「抗がん剤飲んだほうがいいですよ」と主治医に言われて飲用を続けていました。抗がん剤を飲んでいたら、白血球がすごく下がるんです。そこで主治医の先生も「命をかけてまで飲まなくてもいいから、しばらく休みましょう」と2週間・3週間休んでまた飲み始める、ということを繰り返していました。ところが、低分子化フコイダンを飲み始めてからは、抗がん剤治療中も白血球がそんなに下がっていないですね。白畑教授が研究されてきた通りになりまして。

奥様　白畑教授のお話を聞いたうえで低分子化フコイダンを飲み続けたのがよかったと思います。何も聞かずにただ言われるがままに飲んでいるだけだったら、「本当に効いてるのかなぁ」とか時には疑問に思ったりしたと思うんです。

本人　以来、どっか出張するとかなると、低分子化フコイダンはもうずっと持って行きます。

奥様　「フコイダンだけは忘れたらあかんよ」って。去年は一回も風邪ひいてないね、二人とも。ものすごく食べ物とか暖房には気をつけました。家の中にも「うがい、手洗い」と書いた紙を貼って、冷蔵庫には「フコイダン」と書いた紙を貼っています。うがい、手洗い、フコイダンです（笑）。

本人　もう口癖（笑）。もう8年間経過しているので、今の先生からは、おおかた安心してもいいのではないかとも言われています。

――闘病を振り返って、いかがですか？

奥様　私いつも主人に「絶対治そうね」「一緒に頑張ろうね」と声をかけるように

しました。はじめのうちはずっと不安を抱えながらでしたが、とにかく私が、ああ、もうダメだ、と思ってはいけない、と強く決意しました。そうすると、主人も「頑張るで」「治すのが当たり前やからね」とだんだん元気な表情と声を見せてくれるようになったんです。すると家の中もとても明るくなりました。それは落ち込んで泣いていた私が変わったからだと思います。

本人　負けたらあかん。絶対負けないぞ、みたいな気持ちはなくしたらあかんと思ってたな。よし、治したろう！　と思ってるから毎日２時間歩いてる。もっと健康にもならんとあかんし、もっともっと、と健康への欲が出てきたからやろうな。

奥様　私や子供などの家族皆が病気を治すぞ、というチームみたいだなと実感しています。チームの皆が同じ方向を向いて懸命に努力すれば、必ずよい結果、望む結果が出るような気がしています。

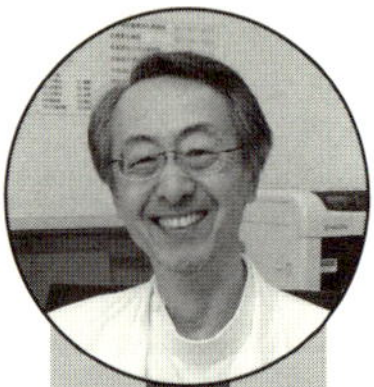

北海道／札幌市

医療法人 札幌がんフォレスト
癒しの森内科・消化器内科クリニック 院長
小井戸 一光 先生 からの報告

症例

膵臓がん

68歳 男性

Aさんは2年前膵臓がんと診断され、一度は手術可能とのことで開腹されましたが、すでに周囲に浸潤が著明でがんは取りきれず、そのまま閉腹となりました。

主治医からは、たちの悪いがんなので予後は半年ぐらいとのことで、TS—1という抗がん剤の飲み薬を出されましたが、あまり効果は期待しないほうがいいと言われ、途方に暮れていらっしゃったようです。

ところが、この患者さんの従弟で大腸の悪性リンパ腫で手術、しかし半年で再発すると主治医から宣告されたBさんがいらっしゃいます。この方が当院でフコイダンを飲用して2年以上再発がなく現在もお元気なのですが、このBさんからフコイダンを飲むことを勧められ、Aさんもフコイダン療法を開始しました。

フコイダンは毎日３００ccを飲用していらっしゃいましたが、半年ぐらいしたころからCEAという腫瘍マーカーが低下しだして、1年後には正常となりました。また、CTでもがんが確認できないということで、主治医も驚いたご様子だったとAさんから伺っています。主治医はTS―1が著効を示したと言っているようですが、TS―1で進行膵臓がんが治癒することはありえず、おそらくフコイダンがTS―1と相俟って腫瘍消失に至ったものと思われます。

Aさんは現在もお元気で、フコイダンの量を減らして、Bさんと共に飲用されています。

コメント

私は、北海道大学医学部を卒業後、自治医科大学病院、札幌厚生病院の勤務を経て、6年前まで札幌医科大学病院放射線科でがん治療に従事しておりました。私が勤務してきた大病院には、たいてい最先端の医療設備が整っていました。しかし、それでも、進行性のがんや末期がんの患者さんを救うことはできないのが現実でした。特に私が担当していた膵臓がんの場合、見つかった時はすでに進行しており手術もできない状態というのがほとんどで、多くの方は3年を待たずして亡くなっていきます。自分は医師として何ができるのか、何がいけないのか……そんな自問を抱えながらも、日々の仕事に忙殺されておりました。

そんな私に人生最大の転機が訪れました。8年前、妻をがんで亡くしたのです。無論、当時私が勤務していた大学病院でも治療を行いました。西洋医学でやれるだけのことはやりましたが、私としては、何もしてやれなかったという思いが今もあります。医師として、私は何ができるのか、どう生きるべきなのか。それを考えた挙句、西洋医療に見放された「がん難民」たちを救うための、がんに負けない体をつくるための統合医療施設として『癒しの森内科・消化器内科クリニック・札幌がんフォレスト』を２００９年８月に開院いたしました。

がんに立ち向かうには、生活スタイルの改善が欠かせません。心にストレスを抱えたまま、常に緊張した状態で毎日を過ごしていると、どうしてもがんにかかりやすくなります。また、添加物を多く含んだファストフードやコンビニのお弁当等で食事を済ませたり、好きなものばかり食べたりといった食生活の乱れも原因の一つです。がんは、究極の生活習慣病です。「もうやめてくれ」「今の生活を続けると体がボロボロになってしまう……」と自らの体から発するＳＯＳのメッセージが「がん」という形であらわれるのかもしれません。

当院では、初診で約1時間かけてカウンセリングを行います。毎日の生活リズム、食べ物の好み、飲酒頻度、休みの過ごし方、そして家庭内のストレスに至るまでじっくり話をお聞きします。がんによる痛みや苦しみだけでなく、不平や不満もすべて吐き出してもらった上で、一緒に治療戦略を練りあげていきます。また、クリニック3階に併設されたヒーリングスペースでは、料理教室、気功教室、ヨガ等、それぞれの専門講師による指導を行っています。料理教室ではゲルソン療法の考え方をベースに、日本人向けにアレンジしたレシピを提案しています。1日6gの塩分を上限とし、玄米菜食をベースに魚や発酵食品などを使った料理です。教室は、患者さん同士のコミュニケーションの場にもなっています。

「もう治療のしようがありません」と言われたとしても、前向きな気持ちでがん治療に取り組めば、がんが消えることだってあるのです。「必ずがんは治る！」と毎日を明るく過ごして統合医療を続けた結果、「もっと生きたい！」という、本来人間がもっている遺伝子のスイッチがオンになるのかもしれません。

九州大学の白畑教授もおっしゃっていますように、がんとは自分の体が、何かのサインとして必然的に引き起こした症状といえると思います。つまり、がんの原因は、患者さん自身の中にあるのです。であれば、がんを治すのも患者さん自身です。医師ができるのはその手助けです。患者さんが一所懸命にならなければ、どんなに素晴らしい医者がいてもよい結果は決して得られません。自分の体の治療を自分以外の誰かにすべて任せること、言い換えれば、他人に自分の命を丸投げすることは、決してしないでほしいと思います。

たとえがんが治らなくても、がんと共存することは可能です。痛みや苦しみがなく日常生活が送れるのであれば、がんが治ったのと同じだともいえるのかもしれません。統合医療を通して長生きできる患者さんが一人でも多く増えることが願いであり、私にとっての最高の喜びです。

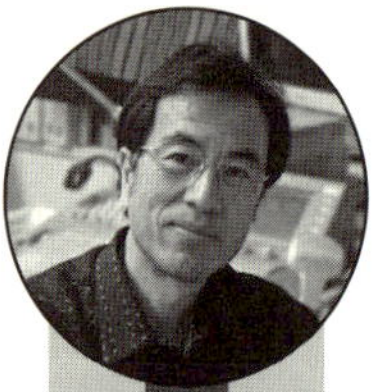

福岡県／久留米市

真島消化器クリニック 院長
真島 康雄 先生 からの報告

症例1

膵体部がん

68歳 女性

２０１４年5月半ば、夜中に激しい胃もたれがあり救急病院へ運ばれたAさん。その後、総合病院で膵がんとの診断を受け、余命６カ月を宣告されました。６月初旬から総合病院に入院し抗がん剤によるＦＯＬＩＦＩＲＩＮＯＸ療法を開始。制がん剤の48時間点滴を４日間行い、その後1カ月空けて5回の点滴を行いました。6月から12月の間で、計9回の点滴を行いましたが、12月には肝臓転移巣が出現し、その時点でも余命６カ月と宣告されました。

２０１４年10月、白畑教授の書籍を読んだAさんのご主人が、当院へセカンドオピニオン外来でお越しになりました。当時で、ステージ4―b。紹介状もありませんでした。早速、白ナタマメ抽出エキスを配合した低分子化フコイダンを1日200ccずつ飲用し始めました。

2015年1月からゲムシタビン（GEM）療法を行っていましたが効果は見られず、2月初旬のCTでは肝転移巣はさらに増大していました。

このことから、3月から白ナタマメ抽出エキスを配合した低分子化フコイダンを1日300ccずつへ増量し、ゲムシタビン点滴にアブラキサン点滴を追加。同時に、トコロテンを毎日1パック、豆乳ヨーグルトを毎日220g食べていただき、揚げ物・油炒め・乳製品・肉の脂身を控えるなどの、当院の動脈硬化改善のための「RAP食」に切り替えるようにしていただいたところ、同年6月のCTでは、肝転移が壊死し、膵体部がんの縮小が見られるようになりました。

コメント

「RAP食」は、動脈硬化改善・がん治療・がんの予防に共通の基本的な食事療法です（「RAP食」「動脈硬化改善」で、ネット検索してみてください）。現状の免疫細胞が抱えるストレスを軽くすることで免疫系を元気にする「RAP食」の摂取が、白ナタマメ抽出エキスを配合した低分子化フコイダンの力を最大限発揮させることに寄与したのではないかと考えています。

一般的に治療が困難とされる膵がんですが、Aさん以外にも快復例はあります。2013年7月　膵臓尾部ガンと診断され、肝転移巣を含めて切除（肝転移残あり）した57歳女性のケースでは、術後11カ月目に肝臓に多発の肝転移巣を指摘されるも、1日90ccの低分子化フコイダンの飲用を開始し、2015年7月からは当院の「RAP食」に加え、白ナタマメ抽出エキスを配合した低分子化フコイダンの飲用（1日90cc）へ変更し、ゲムシタビン（GEM）点滴療法の副作用もなく、治療を続けておられます。

２０１６年４月の現在も、肝臓の転移巣は不明瞭になり、術前ＣＡ19―9が２０００以上あった腫瘍マーカーも２３・7（正常値：37未満）まで低下し、普通の生活をされています。

ステージ４の膵がんの診断を受けながら、術後３年経過した現在でも、明らかな再発もなく日常生活ができるまでに至ったＡさんの奇跡的な快復は、白ナタマメ抽出エキスを配合した低分子化フコイダンの飲用なくしては考えられないのではないでしょうか。同時に、「ＲＡＰ食」に切り替えることで免疫細胞が活性化されたことも、好影響をもたらしたと考えられます。

症例2　胆管がん

79歳　男性

２０１４年２月、立ちくらみの症状があったため、脳梗塞を危惧したＢさんは、「脳梗塞の予防なら真島先生に相談してみるとよい」という友人の勧めに従い、来院されました。その2カ月後に、2年前に手術した下部胆管がんの再発（腹腔内リンパ節転移）の宣告を受け、抗がん剤による治療を行うことをBさんから知らされ、低分子化フコイダンの情報をお知らせしました。

２０１４年４月から9月まで、低分子化フコイダンを最初は1日30cc、その後1日60ccに増量するも、ゲムシタビン（ＧＥＭ）点滴療法に伴う副作用は改善されず、腹腔リンパ節に転移したがんも増大していきました。

２０１４年10月から白ナタマメ抽出エキスを配合した低分子化フコイダンの飲用（1日60cc）に切り替えたところ、２０１５年４月からリンパ節がんの増大が止まり不変状態に。さらに、同年6月には縮小が見られるようになりました。

コメント

Bさんは、低分子化フコイダンでは顕れなかった制がん効果が、白ナタマメ抽出エキスを配合した低分子化フコイダンに切り替えたことで効果が顕れた例と言えます。免疫賦活や殺細胞効果において、白ナタマメ抽出エキスを配合した低分子化フコイダンのほうが上回っていたことが推定されます。

Bさんが白ナタマメ抽出エキスを配合した低分子化フコイダンの飲用を始めてから「がん細胞の増大が停止」するまで、半年かかっています。しかし、これは「効果が出るまでに半年かかった」ということではなく、効果発現のタイムラグとしては普通のことです。制がん剤による治療でも低分子化フコイダンのような代替医療による治療でも共通ですが、まずがんの発育スピードが鈍化し、1～2カ月で増大が止まり、やがてサイズが縮小するなどの可視化できる変化が起きるケースはよくあることです。腫瘍マーカーでがん治療の推移を見る場合、2～3週間で数字に表れるケースもありますが、CTなどによる固形ガンのサイズで治療推移を判定する場合は、より長いタイムラグをみておくべきでしょう。手術による切除といった場合を除き、いきなりの腫瘍マーカーの低下やがんのサイズ縮小が起きることはありえません。自分、家族、そして担当医師を信じて、根気よく治療を続けることが大切です。

症例3　肺がん＋リンパ節転移

84歳　女性

２０００年６月　検診で肺がんが発見され、同年８月に右肺がん（腺がん）を切除したＣさん。手術後は、総合病院にて定期健診をしていましたが、２０１３年９月に、左肺に肺がんが発見され、ＰＥＴで周囲リンパ節に転移が見られました。当時84歳。手術不能である状況において、完治の可能性を求め、抗がん剤と低分子化フコイダンの併用の奏功事例を知り、当院に相談に来られました。

２０１３年10月から、1日1錠「イレッサ」の内服を開始。他の抗がん剤は使用せず、併行して低分子化フコイダン1日90㏄の飲用を開始しました。以降、がんのサイズは微増傾向にあり、２０１４年４月から低分子化フコイダンの飲用量を1日１２０㏄に増やしましたが、効果は見られませんでした。２０１４年10月から白ナタマメ抽出エキスを配合した低分子化フコイダン（１日１２０cc）に切り替えたところ、イレッサによる副作用がほとんどなくなり、リンパ節のサイズはやや増大しているものの腫瘍血管の血流スピードが大きく低下。その後、白ナタマメ抽出エキスを配合した低分子化フコイダンの飲用量を１日２４０ccに増やしました。２０１５年４月、同７月のＣＴでは、サイズの縮小も見られるようになりました。同７月以降、白ナタマメ抽出エキスを配合した低分子化フコイダンの飲用量を１日１８０ccに減量しましたが、２０１６年１月、腫瘍血管の血流スピードが速まったため、白ナタマメ抽出エキスを配合した低分子化フコイダンの飲用量を１日３００ccに増やしました。

コメント

がん治療の推移を見る一つの指標が、腫瘍血管の血流スピードです。その速度が落ち始めると、制がん効果が発現し始めたと考えられます。「腫瘍血管の血流スピードが下がる」→「腫瘍マーカーの値が下がる」→「がんのサイズの増大が止まる」といった発現プロセスが一般的です。

Cさんの場合、抗がん剤の量は、イレッサ1日1錠と変えていません。低分子化フコイダンから白ナタマメ抽出エキスを配合した低分子化フコイダンに切り替えてから、明らかに効果が顕著になったわけですが、イレッサの効果が1年後に現れたとは考えにくく、白ナタマメ抽出エキスを配合した低分子化フコイダンそのものの効果が現れたものと考えてよいでしょう。

症例4 肝細胞がん

75歳 女性

2014年8月～11月にかけて、肝細胞がんの骨転移による痛みがあり、両側大腿骨の骨転移巣に放射線治療を受けられたDさん。その後は、骨転移が他の骨にも現れ、多発であることから、対症療法のみで、がんに対しては無治療で経過観察されていました。

２０１５年10月初旬のＡＦＰ（がんマーカー）は１７７、２０１６年1月中旬には３５０、同年3月下旬には４８９と、ＡＦＰの値がどんどん上がっており、２０１６年4月上旬に久しぶりに当院を訪れました。来院された時のＡＦＰは、それまでのＡＦＰの上昇速度から、５５０前後であったと思われます。

早速、白ナタマメ抽出エキスを配合した低分子化フコイダンを1日３００cc服用し、当院の「ＲＡＰ食」を実行したところ、4月下旬のＡＦＰは４９２と上昇がストップ（推定で低下）しました。

コメント

Ｄさんはがんに対して化学治療を一切行っておらず、白ナタマメ抽出エキスを配合した低分子化フコイダン＋ＲＡＰ食という食品のみによる治療が奏功した例です。白ナタマメ抽出エキスを配合した低分子化フコイダンがもつ抗腫瘍効果と、ＲＡＰ食による免疫細胞の活性化が、相乗効果を生んだものと思われます。

がん治療において、食事の管理は非常に重要です。どんなに優れたがん治療を行っていても、一方で揚げ物や油で炒めた物を構わず摂取していると、免疫細胞はストレスを抱え弱っていきます。当院が提案しているRAP食は、「免疫細胞のストレスを軽減することで免疫系を元気にしてあげる」という考え方に基づいた食事です。白ナタマメ抽出エキスを配合した低分子化フコイダンとRAP食の併用は、がん治療の新しいアプローチになるだろうと期待しています。

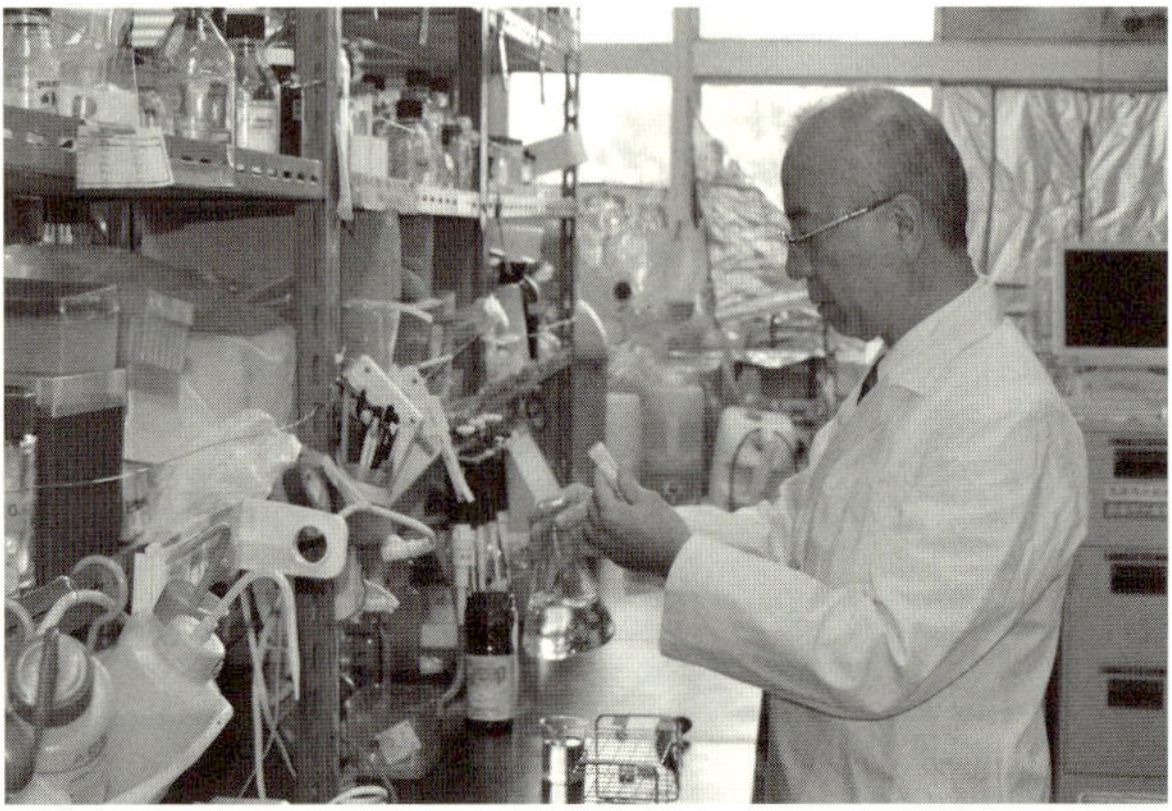

おわりに ～がんを治したい方へ～

九州大学名誉教授　白畑實隆

▼限りなくパーフェクトに近いがん治療を目指して

私は、1978年に九州大学大学院農学研究科の博士課程を修了し、米国オレゴン州立大学の訪問助教授等を経て、1995年より九州大学大学院農学研究科遺伝子資源工学専攻の教授に就任しました。

以降約二十年にわたり毎日、細胞や遺伝子という視点から人間の体のしくみを見続けてまいりましたが、知れば知るほど、人間の体は神秘に満ちています。

約60兆個の細胞から構成される「人間の体」は、無数の星から構成される「宇宙」とまったく等しいことを実感します。宇宙では、絶えず新しい星が生まれると同時に、老いて寿命を迎えた星が消えていきます。生まれる星がある一方で滅びていく星もあり――その繰り返しのリズム、全体調和によって、「宇宙」はある秩序をもって「存続」しています。言い換えれば、生まれる星と滅びる星のリズムと調和が崩れた時、宇宙は秩序を失い、存続することができなくなるでしょう。

人間の体も、同じです。絶えず生まれる細胞と滅びていく細胞があり――そのリズム、全体調和によって、一つの「体」が存続しています。もし、そのリズムや調和が崩れてしまったら――たとえば、本来は寿命を迎え滅び消えゆくべき細胞が、何らかの変異により滅び消えないまま残ってしまったとしたら、「体」は存続の危機を迎えます。

がんという病気は、まさにそういう病気です。寿命を迎え本来消滅すべき細胞がきちんと消滅する《アポトーシス》。この起こるべき《アポトーシス》が何らかの原因（遺伝子が起こすエラー）によって起こらず、まるでゾンビのように生存し続け、体に悪さを働く細胞――それががん細胞です。がん細胞は、困ったことに、単に悪さをするだけではなく、見えない所でいつの間にか仲間をつくって増殖し、その増殖した仲間が突然、体の別の場所で悪さをし始めるという、神出鬼没な性質の悪い輩なのです。

しかし、であればこそ、「がんはどうすれば治るか」の答えははっきりしています。

がん細胞の《増殖》を抑え、《アポトーシス》を誘導することです。

がんという病気が研究されてから、1世紀以上が経ちます。いわゆる三大治療を基本とする西洋医療は、「がん細胞たちを切り取る、あるいは一つ一つを叩いて滅ぼしてしまう」という治療です。しかし、がんは、見えない所でいつの間にか増殖したりする性質の悪い輩ですので、目の前に見えている敵だけを一所懸命倒したところで、見えずに隠れているがんが仲間をつくり増殖していく可能性は大いにあるわけです。

ゆえに、「転移」や「再発」が起きます。手術や化学療法によって、一見がんがなくなった患者さんも、常に転移や再発におびえながら過ごさなくてはなりません。また、増殖のスピードがあまりに早い場合や、全身の至る所で大量のがん細胞が悪さをしているような場合は、切り取ったり一つ一つ叩いたりしても追いつかず、「お手上げ」となってしまいます。これが、今までのがん治療のあり方でした。

しかし、がん治療のあり方は、数年前と比べて大きく変わりました。そして、これからも日々変わっていくでしょう。

本書でもご紹介したように、「がん細胞を切り取ったり、叩いたりする」だけではなく、代替医療によって「がん細胞の《増殖》を抑え、《アポトーシス》を誘導する」ことでがんを治すことができた実例が、多数あらわれています。西洋医学では、「がん細胞を切り取ったり、叩いたりする」ことは実現できても、「がん細胞の《増殖》を抑え、《アポトーシス》を誘導させる」ことは実現できませんでした。しかも、がん細胞を叩く際に、どうしても正常な細胞まで叩いてしまうという代償を伴います。その代償は、免疫力を低下させるというたいへん大きな代償です。ですから、もしがん細胞を切り取ったり叩いたりせずとも、その《増殖》を抑え、本来その細胞が進むべき運命である《アポトーシス》を「完全に誘導」することができる治療法があるならば、それは《パーフェクトながん治療》といえるでしょう。

私は、信じています。そう遠くないいつか、限りなくパーフェクトに近いがん治療が実現される日が来るはずである、と。

▼がんと向き合う心 ―「死んでも終わりではない」という考え方

人は、なぜ、がんという病気を恐れるのか。それは、がんを宣告されると同時に「死」という恐怖が伴ってくるからにちがいありません。ですから、もし死に対する恐怖心さえなくすことができれば、がんに対する恐怖もなくなるはずです。

本書で紹介した快復症例からもわかるように、医師から「もはや治療は難しい」と宣告されながらも見事にがんを克服された方たちにほぼ共通していることは、「もうダメだ……」と悲観的になったり、「死にたくない。どうしよう……」と怯えたりせず、自分を支えてくれる人たちの助言を素直に受け入れ、感謝と思いやりの心をもち、明るく、「あきらめない！」「きっと治る！」というポジティブな気持ちをもち続けることができた人たちです。彼ら彼女らから私たちが学ぶことは、「がん治療にあたって一番大切なものは、心のもち方、意識のあり方である」ということではないでしょうか。ですから、死に対する恐怖心を抱くという心のあり方は、がん治療にとって大きなマイナス要因となります。

では、どうすれば、死への恐怖を拭い去ることができるのでしょうか。

私たち人間をはじめ、この宇宙に存在しているもの（宇宙そのものを含め）はすべて、調和の世界と多様性の世界という「二つの世界」の交叉、バランスによって構成されています。今ここに、一つの調和の世界があるとします。しかし、その調和が永遠と続くことはありません。いつか必ず破壊因子が生まれ、調和の世界が崩壊し多様性の世界が訪れます。しかし、多様性の世界もまた永遠に続くことはありません。その先に、必ずまた調和の世界が訪れます。そこには、以前の調和よりも、より洗練された、より高度な調和が生み出されます。

この宇宙において、万物はなぜ生成と滅亡を繰り返すのか――それは、この調和と多様性を交互に繰り返していくことで、より洗練された「高み」へと昇っていく営みである、と考えることができます。そしてそれは、もちろん、私たち人間にも当てはまることです。

本書の前半で、私は、「がんを単なる悪とみるのではなく、必要悪と考えてみる」と申し上げました。私たちにとって、「命ある、生きた状態」が調和の世界とすれば、がんはその調和を崩壊へと導く破壊因子です。そう考えると、がんは悪以外の何物でもありません。人間の心は、調和の世界を「秩序＝善」と考え、多様性の世界を「混沌＝悪」と考えてしまう傾向があります。しかし、見方を少し変えてみれば、悪もまた、次の高みに昇っていくために必要不可避なものである、と考えられます。

つまり、がんという病気にかかったということは、その人が、より高次元な域に昇っていく準備が始まったのだと考えてよいでしょう。言い換えれば、がんを宣告されたから、余命を宣告されたからといって、「もう終わりだ」と考える必要はないということです。次の、より「高次元の自分」にステージアップするための一プロセスにすぎません。ですから、そのプロセスを素直に受け入れればよいのです。がんという病気にかかった意味を考え、素直な気持ち、感謝の気持ち、思いやりの気持ちをもち、穏やかに、尽くせる限りの治療を行うということです。その結果として、宣告された余命をはるかに超えて元気で生き続ける方もいらっしゃれば、間もなくして命をなくされる方もおります。しかし、仮に命をなくされたとしても、決してそれで「終わる」わけではありません。人間は、生成と滅亡を繰り返すこの宇宙における万物の一員なのですから、他の物と同じように、次の生成のために必要な「死」というプロセスに入ったのだ、と考えるべきでしょう。そう考えれば、おのずと、死への恐怖心などなくなるのではないかと思います。

▼肉体は滅しても、意識のエネルギーは存続し続けるという考え方

自分は、死んだ後、どうなるのか……という思いを抱く人は多いと思います。死によっ

て、人は何を失い、何を失わないのか。私は宗教家でも哲学者でもなく、研究者ですので、この問いに科学的に答えるとすれば、「人は、死によって、肉体を失うが、意識のエネルギーは存続する」ということになるかと思います。

私たちが、普段「自分の意識」として認識している「意識」は、「自己」を支えている意識のうちのほんの10％ほどにすぎないといわれています。残りの90％は、無意識、潜在意識と呼ばれるいわば「自覚されない意識」が占め、これらの意識が、自己のあり方に大きな影響力を及ぼしていると考えられます。この「自覚されない意識」は、寝ている間も、活動している時も、常に働いており、「自己全体」を制御していると考えられます。変化しやすい動的平衡状態にある肉体を、制御し、一定の状態に保っているものは「意識」であると考えれば、意識には何らかのエネルギーがあると考えられます。

この「意識のエネルギー」については、世界のさまざまな科学者たちが研究しており、現代科学において注目される研究領域になっています。２０１３年10月にブルガリアで

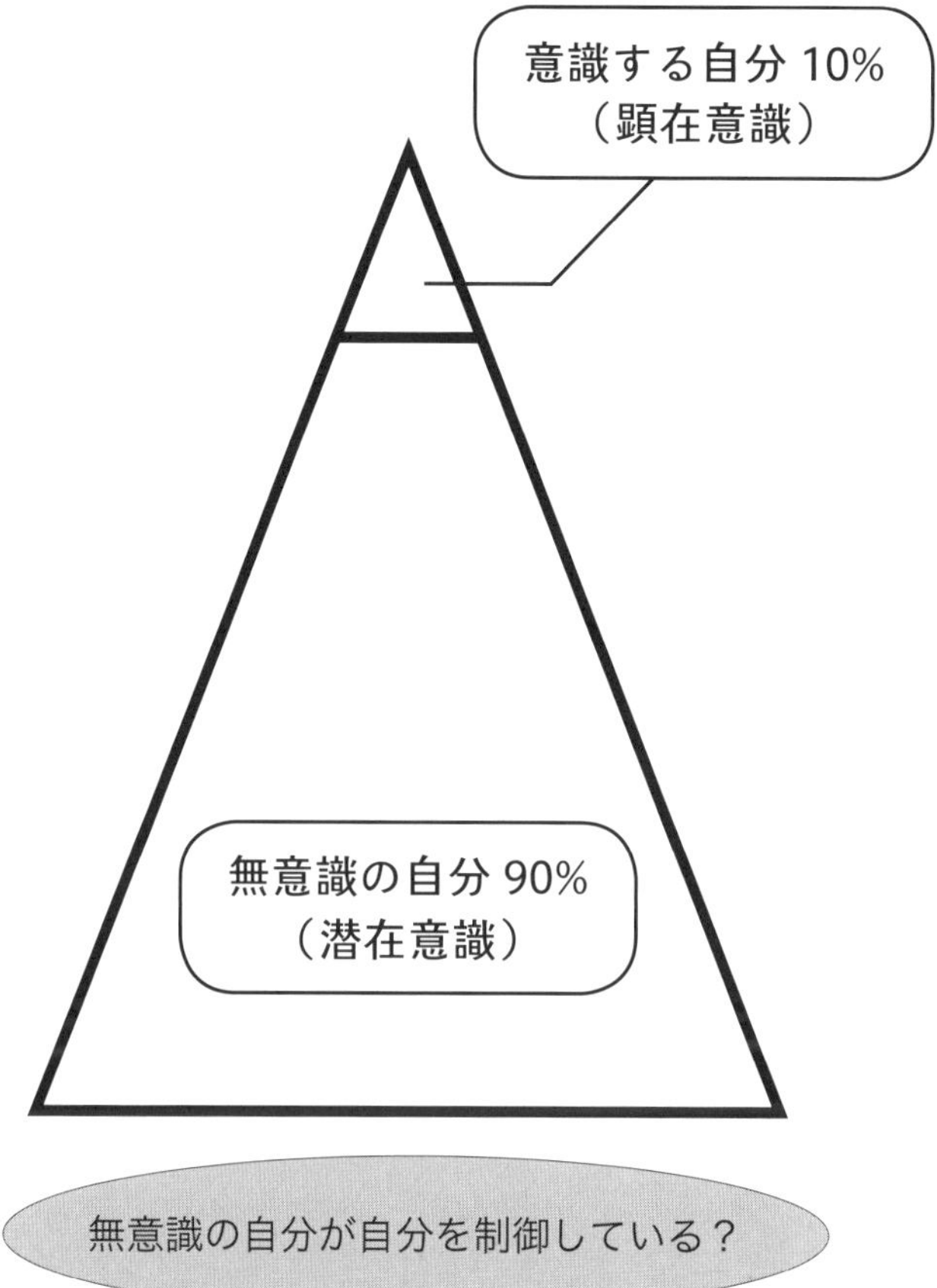

[実験的証明の例]

植物人間にも意識が存在する / 意思決定をする前に脳に準備電位が発生する / 見えない目で見ることができる（盲視） / 両眼視野闘争・脳内こびと仮説 / 生命発生実験 / ナノバクテリア実験 / プラシーボ効果

開催された国際会議でも、目に見えない意識エネルギーが高次脳機能を調節しているという興味深い発表がありました。また、エイズウイルスを発見した業績で２００８年にノーベル生理学・医学賞を受賞したリュック・モンタニエ博士から、「遺伝子ＤＮＡの周りの水がＤＮＡ情報を記憶し、電磁波によりその情報を遠くに伝えている」という驚くべき報告がありました。

考えてみれば、私たちの体において、「細胞」は絶えず変化し老化していくにもかかわらず、自分という「意識」は変化せずに存在し自己を規定し続けています。したがって、細胞の集合体である「肉体」と、顕在意識と潜在意識との集合体である「意識」とは、別の時間軸の中で稼働しているものである、と考えてよいでしょう。死とは、肉体の滅亡をあらわす現象であり、意識の滅亡をあらわす現象ではありません。私たちは生きている時に経験したことを意識に刻み込み、死んだあとも成長していく存在ではないかと思います。ゆえに、「人生は死んでも終わりでない」のです。

がんにかかったとしても、死を恐れることなく、穏やかに、明るく、前向きに生きてゆきましょう。あきらめず、「きっと治る！」という強い気持ちをもちながら、尽くせる限りの治療を尽くせば、よい結果は、おのずとついてくるはずです。

がんを克服するための心のあり方

「人生は死んでも終わりでない」ということを信じること。自分の心（魂）は永遠に生き続けることを信じること。それにより「心の安定のゆとり」を得ることができる。

人間は愛（優しさ、思いやり、厳しさ）を学ぶために高次元世界からこの世（3次元世界）に繰り返し降りてきて学んでいることを信じること。転生輪廻。

人間は自由と創造力をもった特別な存在であり、病気をつくり出すことも消し去ることもできることを信じること。がんは治る病気であり、自分がつくり出したのだから、自分で消すこともできることを信じること。

病気や困難（厳しさ）も自分や周りの人を鍛えるために生じていることを信じること。

がんは頑固な心や不自然な心（恨み、ねたみ、そねみ、自己中心的なわがままな心、焦り）によって生じていることを理解し、あらゆる人、事、物に感謝する素直な心（善なる想い）をとり戻すこと。

薬やサプリメントの作用をよく理解し、その効果を信じること。信じる力が重要。よい食べ物、適度な運動・睡眠、よい生活習慣を身につけること。

物事をたくさんの角度（接点）から捉え、その関係を理解する（接線を引く）ことで物事の本質を捉える柔軟な心、多面的な心を得ることができる。最後は病気になったことにも感謝できるようになれば、病気も気づかせの役割を終え、消失するものと思われる。

取材にご協力いただいた先生(50音順)

川口 光彦 (かわぐち みつひこ)

【川口メディカルクリニック院長】

1982年兵庫医科大学卒業後、岡山大学第一内科に入局。87年から3年間、肝細胞培養の基礎研究と肝臓病一般の診療に携わる。89年財団法人慈風会津山中央病院内科に赴任。93年医学博士号取得。96年津山中央病院消化器肝臓部門部長に就任。2006年医療法人川口内科副院長として勤務。07年医療法人川口内科院長(理事長)就任。医学博士。

河村 宗典 (かわむら むねのり)

【特定医療法人誠仁会協和病院名誉院長】

1938年山口県生まれ。64年神戸大学医学部卒業。医学博士。76年私立大久保病院創立(兵庫県明石市)。81年医療法人誠仁会協和病院設立(神戸市西区)、院長就任。85年電解還元水をとり入れた治療を始める。同時に九州大学大学院白畑實隆教授とともに電解還元水の解明に取り組む。がん治療に免疫監視療法(BRP療法)を導入。2005年8月フコイダンをがん治療にとり入れる。05年11月ハイパーサーミア(温熱療法)を導入。

喜多村 邦弘 (きたむら くにひろ)

【喜多村クリニック・福岡統合医療センター「ルピナス」院長】

1991年川崎医科大学卒業後、福岡大学筑紫病院外科勤務。2000年喜多村外科医院勤務。02年喜多村クリニック院長就任。日本外科学会認定等登録医、日本抗加齢医学会専門医、点滴療法研究会シニアフェロー、(株)原田教育研究所認定講師、マイケルボルダック認定コーチ(コーチング)、IOICP:International Organization of Integrative Cancer Physicians(統合医療でがんを治療する医師の国際機関)、09年福岡統合医療センター「ルピナス」を開設。日本癌学会、日本癌治療学会会員、医学博士。

小井戸 一光（こいと かずみつ）

【医療法人 札幌がんフォレスト 癒しの森内科・消化器内科クリニック院長】

1977年北海道大学医学部卒業。82年自治医科大学病院放射線科。85年札幌厚生病院消化器内科医長。96年札幌医科大学病院放射線科助手、99年講師、2007年准教授。イギリス王立マースデン病院、ドイツ・アーヘン大学、カナダ・カルガリー大学に出向経験あり。日本内科学会認定内科医。医学博士。

天願 勇（てんがん いさむ）

【統合医療センタークリニックぎのわん院長】

1947年沖縄県うるま市具志川生まれ。72年大阪市立大学医学部卒業。72年沖縄県立中部病院にて研鑽。77年国立がんセンター中央病院（東京都）にて研鑽。82年亀田総合病院（千葉県）にて研鑽。88年ハートライフ病院（沖縄県）を開設。2001年統合医療センターを開設。11年国際統合医学会学術集会会頭。16年日本医学交流協会医療団会長。

堂福 隆一（どうふく りゅういち）

【NPO法人 統合医療と健康を考える会 特別顧問（元（財）癌研究会癌研究所所属）】

1966年東京大学医学部医学科卒業後、東京大学医学部付属病院研修。68年東京都立駒込病院内科勤務。70年シティ・オブ・ホープ・メディカルセンター生物学部（カリフォルニア）。73年メモリアル・スローン・ケタリング・癌センター免疫部門（ニューヨーク）。75年財団法人癌研究会癌研究所細胞生物部。82年オランダ癌研究所腫瘍生物学部（アムステルダム）。83年財団法人癌研究会癌研究所細胞生物部。99年退職。元ニューヨーク科学アカデミー会員、元日本癌学会会員、医学博士。

花牟禮 康生（はなむれ やすお）

【医療法人康陽会花牟禮病院院長】

1982 年日本医科大学卒業後、日本医科大学付属第一病院内視鏡科（消化器内科）に入局。 92 年医療法人康陽会花牟禮病院勤務、97 年 4 月院長就任、2003 年理事長就任。日本消化器内視鏡学会指導医、政管健保生活習慣病予防健診嘱託産業医、日本消化器病学会専門医、日本消化器学会認定医、日本内科学会認定医、日本臨床内科医会認定医、日本人間ドック学会認定医、医学博士。

真島 康雄（まじま やすお）

【真島消化器クリニック院長】

1976 年久留米大学医学部卒業後、同大学病院第二内科入局。85 年細径の肝腫瘍生検針：Majima needle を開発。真島式肝臓麻酔法を考案。88 年第 1 回肝臓学会研究奨励賞受賞。89 年久留米大学第 2 内科講師、90 年日本肝炎財団研究奨励賞受賞。93 年厚生省がん研究班班員。93 年エタノール注入療法に使用する針：ペイターニードルを開発。95 年真島消化器クリニック開院。96 年 PowerPEIT（径皮的肝がん栄養動脈穿刺塞栓術）に成功、方法論を確立。97 年パリ（肝・胆道センター）にて肝がんの早期診断と PEIT を講演、技術指導。医学博士。

吉田 年宏（よしだ としひろ）

【吉田医院院長】

1990 年近畿大学医学部卒業後、同大学病院第一外科入局。以後、外科医として第一線でがん治療にあたり、術前・術後の化学療法も多数経験。96 年アポトーシス関連遺伝子である p53 遺伝子の研究にて学位取得（医学博士）。98 年大阪市淀川区東三国に吉田医院開業。

｜取材協力｜

NPO 法人 統合医療と健康を考える会

西洋医学における「がん」の三大療法（手術、抗がん剤、放射線治療）に限界を感じている患者に統合医療を実践している病院や医師を紹介している NPO 法人。また、統合医療を実践している医師や大学の研究者を集め、統合医療における EBM（データ、実証に基づく医学）確立のための症例討論会を実施している。活動の主な目的は、1. 患者自身の医療に対する関心の喚起、2. 現代医療、医学会、大学、政府、医療機関への要望や問題提起、3. 患者とその家族、一般の人々への統合医療に関する正しい情報提供、4. 予防医学の普及などである。

〒 890-0052 鹿児島市上之園町 21-4 ザ・サンクチュアリー上之園 1F
TEL：0120-661-566　FAX：0120-661-589
http://www.tougouiryou.jp
info@tougouiryou.jp

| 著者 |

白畑 實隆（しらはた さねたか）

九州大学名誉教授。農学博士。NPO 法人統合医療と健康を考える会理事。1978 年九州大学大学院農学研究科食料化学工学専攻博士課程修了。89 年に九州大学助教授に就任、95 年から九州大学大学院にて遺伝子や生命工学等の教授を務める。

照屋 輝一郎（てるや きいちろう）

九州大学大学院助教。博士（農学）。
1990 年琉球大学農学部農芸化学科卒業後、95 年九州大学大学院農学研究科遺伝子資源工学専攻博士課程修了。97 年より現職。

研究に基づいた　がん治療の選択

2016 年 6 月 5 日初版　第 1 刷発行

著　　　者　白畑實隆　照屋輝一郎
取 材 協 力　NPO 法人 統合医療と健康を考える会
発　　　行　株式会社木楽舎
〒 104-0044 東京都中央区明石町 11-15
TEL：03-3524-9572　FAX：03-3524-9675
http://www.kirakusha.com
編 集 協 力　横江史義　内山智美　他
株式会社ブルーマウンテン
〒 103-0023 東京都中央区日本橋本町 1-4-9 10F
http://blue.mn
印 刷 / 製 本　株式会社廣済堂
〒 108-8378 東京都港区芝 4-6-12

ISBN978-4-86324-101-5　Printed in Japan